RECHERCHES CLINIQUES

SUR LA

MÉNINGITE DES ENFANTS,

PAR

ALFRED BECQUEREL,

INTERNE DES HÔPITAUX, MEMBRE TITULAIRE DE LA SOCIÉTÉ MÉDICALE
D'OBSERVATION ET DE LA SOCIÉTÉ ANATOMIQUE.

Methodus analytica est experimentalis, scilicet phænomena
observare, indeque conclusiones generales inducendo
inferre.

Bacon, de Methodo optimâ.

PARIS,

CHEZ FIRMIN DIDOT FRÈRES, LIBRAIRES,
RUE JACOB, N° 56;

J. B. BAILLIÈRE, LIBRAIRE,
RUE DE L'ÉCOLE DE MÉDECINE, N° 17.

À LONDRES,
CHEZ H. BAILLIÈRE, 219, REGENT-STREET.

1838

RECHERCHES CLINIQUES

MÉNINGITE DES ENFANTS.

RECHERCHES CLINIQUES

SUR LA

MÉNINGITE DES ENFANTS,

PAR

ALFRED BECQUEREL,

INTERNE DES HÔPITAUX, MEMBRE TITULAIRE DE LA SOCIÉTÉ MÉDICALE
D'OBSERVATION ET DE LA SOCIÉTÉ ANATOMIQUE.

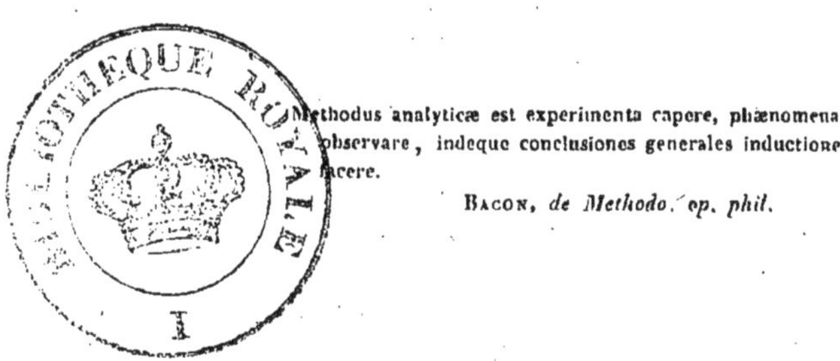

Methodus analyticæ est experimenta capere, phænomena
observare, indeque conclusiones generales inductione
facere.

BACON, *de Methodo. ep. phil.*

PARIS,

CHEZ FIRMIN DIDOT FRÈRES, LIBRAIRES,

RUE JACOB, N° 56 ;

J. B. BAILLÈRE, LIBRAIRE,

RUE DE L'ÉCOLE DE MÉDECINE, N° 17.

A LONDRES,

CHEZ H. BAILLÈRE, 219, REGENT-STREET.

1838.

A MON PÈRE,

PRÉSIDENT DE L'ACADÉMIE DES SCIENCES DE L'INSTITUT, ETC., ETC.

TEMOIGNAGE DE RECONNAISSANCE.

A MESSIEURS

ANDRAL, BRESCHET ET JADELOT,

Leur élève reconnaissant,

ALFRED BECQUEREL.

TABLE DES MATIERES.

INTRODUCTION.

Si nous jetons un coup d'œil rapide sur l'histoire de la maladie, connue successivement sous les noms de fièvre cérébrale, hydrocéphale aiguë, arachnitis, méningite, méningo-céphalite, mais que nous appellerons méningite, bien que ce nom soit défectueux, nous verrons que la méningite des enfants est une affection assez fréquente, et qui a été décrite par les auteurs les plus anciens; mais ils ne l'ont envisagée en général que sous le rapport des symptômes. A une époque plus rapprochée de nous, lorsqu'on commença à s'occuper des études d'anatomie pathologique, on chercha les lésions qui pouvaient caractériser cette maladie après la mort. Depuis lors, beaucoup de travaux, beaucoup de recherches ont été publiées sur ce sujet, et c'est ici que les interprétations n'ont pas manqué, soit sur la nature de ces mêmes lésions, soit sur leurs rapports avec les symptômes qui annonçaient cette maladie. Je ne m'étonne nullement de ces dissidences; car la diversité des altérations trouvées à l'autopsie était trop grande pour qu'il pût en être autrement. Cependant une lésion frappa davantage les pathologistes, c'est celle qui les conduisit à l'idée d'hydrocéphale aiguë, d'épanchement ventriculaire. Je ne rappellerai pas tous les travaux faits sur ce sujet. Ce sont ceux de R. Whytt (1768), Odier (1779), et, à une époque beaucoup plus rapprochée de nous, ceux de MM. Coindet et Brachet.

A la même époque à peu près (Quin, 1780), on émit une autre idée beaucoup plus juste. Quin et d'autres médecins qui vinrent beaucoup plus tard, Abercrombie, Gœlis, Herpin, Parent-Duchâtelet et Martinet virent autre chose, dans la meningite des enfants, qu'un épanchement de sérosité, et firent jouer un rôle à la phlegmasie des membranes qui entourent le cerveau. Cependant les monographies qu'ils ont publiées sont encore incomplètes et offrent souvent de la confusion; la description des symptômes y est fort bien faite.

Plus tard parurent celles des auteurs modernes, MM. Guersent, Ghérard, Rufz et Piet, qui, tout en adoptant les idées de leurs prédécesseurs, les modifièrent et y ajoutèrent beaucoup. C'est ainsi que, pour la production des symptômes, ils ont attribué une beaucoup plus large part à la phlegmasie de la pie-mère, et une beaucoup moins grande à l'épanchement; qu'ils ont montré la fréquence des granulations sous-arachnoïdiennes comme lésions anatomiques, et l'influence exercée par la phthisie pulmonaire sur la production de la méningite.

Cependant, malgré le travail de M. Rufz, qui présente déjà le cachet d'une bonne et saine observation, mais qui a été trop exclusif sur certains points, les granulations, et trop bref sur d'autres, malgré l'excellente thèse de M. Larget Piet, si complète sous beaucoup de rapports, et pour ne pas parler des travaux de MM. Lediberder et Valleix, qui ont eu pour but d'étendre aux adultes ce qu'on observait chez les enfants, mais qui ne rentrent pas dans notre sujet, il y a dans la méningite, si fréquente à cet âge, une foule de particularités qui sont encore inconnues. Certes, je n'ai pas la prétention de les expliquer et de les démontrer; je veux seulement, comme ceux qui m'ont précédé, apporter ma part des travaux qui peut-être un jour éclaireront l'histoire d'une maladie encore si obscure.

Du reste, je suis convaincu qu'il est une direction dans laquelle on s'écartera difficilement de la vérité, et qui ne pourra conduire qu'à des résultats utiles. C'est en faisant attention à toutes les particularités, en ne négligeant pas ce qui paraît d'abord inutile, fastidieux, long et peu important, que l'on arrive plus tard à des résultats certains, et qu'on est souvent étonné de voir acquérir de l'importance à des détails qui, au premier coup d'œil, ne semblaient pas en avoir.

N'est-ce pas là d'ailleurs, dans la maladie qui nous occupe, ce qui rend souvent inutiles pour nous la plupart des travaux des anciens auteurs? On ne trouve dans leurs descriptions que les symptômes les plus importants, que les lésions anatomiques les plus manifestes. Un tel reproche n'est évidemment pas applicable aux auteurs modernes que j'ai cités.

Placé pendant un an, comme interne, à l'Hôpital des Enfants, j'ai recueilli un grand nombre d'observations sur toutes les maladies de cet âge; je suis arrivé à des résultats curieux, mais qui ont besoin d'être confirmés par de nouveaux faits. Quant à la méningite, le nombre de cas que j'ai eu occasion d'observer m'a paru assez considérable, et les conséquences qu'on peut tirer de ces faits m'ont paru assez intéressantes pour m'autoriser à les publier aujourd'hui.

Mon étonnement a été grand de trouver à l'autopsie des enfants qui avaient succombé à tous les symptômes d'une méningite aiguë des résultats aussi divers. Dans quelques cas, absence complète de lésions; dans d'autres, quelques granulations tuberculeuses dans la pie-mère; dans d'autres enfin, les véritables altérations caractéristiques d'une phlegmasie aiguë. D'un autre côté, je trouvais, chez des enfants phthisiques, des lésions plus ou moins fortes, indices d'une méningite chronique, lésions qui ne s'étaient révélées, pendant la vie, par aucun phénomène : quelquefois de légers symptômes avaient pu en faire prévoir le développement. C'est pour essayer de réunir des altérations si diverses, d'établir leurs points de rapports et leurs dissemblances, pour montrer sous quelles conditions, sous quelles influences générales elles se produisaient, que j'ai entrepris ces recherches. Ce n'était pas là tout mon but, et le traitement d'une maladie si terrible et si fréquemment mortelle devait attirer toute mon attention. Dans la presque impossibilité où l'on est de guérir cette maladie dès que les accidents se sont développés, j'ai dû étudier avec soin les causes éloignées et prédisposantes, examiner quelques symptômes précurseurs, souvent obscurs, il est vrai, mais qui peuvent, dans quelques cas, faire pressentir le développement futur de la méningite. Je pense qu'on pourra tirer de cette étude une indication importante. On cherchera, pendant qu'il en sera temps encore, à modifier l'organisme tout entier et à changer l'état général de l'économie sous l'influence duquel la méningite pourra se développer plus tard. Avant de terminer cette Introduction, je prie mes collègues MM. Behier, Barthez et Rilliet, de recevoir ici l'expression de ma reconnaissance, pour les matériaux qu'ils ont bien voulu mettre à ma disposition.

RECHERCHES CLINIQUES

SUR

LA MÉNINGITE

DES ENFANTS.

DÉFINITION.

Le nom de méningite, donné à la maladie qui nous occupe, est évidemment mauvais, car il n'exprime pas sa véritable nature : en effet, le groupe de symptômes assez uniformes assignés par les auteurs à l'affection qu'ils nommaient arachnitis hydrocéphale-aiguë, méningite, n'est pas toujours caractérisé à l'autopsie par des lésions phlegmasiques dans les membranes qui entourent le cerveau, et on peut n'y trouver aucune altération, ou bien seulement quelques granulations tuberculeuses. Les analogies si grandes qui existent entre ces derniers cas et les premiers, la transition que l'on peut souvent établir entre les uns et les autres, s'opposent à ce qu'on en fasse deux maladies distinctes, et c'est précisément pour cela que le nom de méningite, qui emporte l'idée d'inflammation, ne convient pas ; cependant je le conserve, et parce qu'il serait difficile de lui en donner un convenable, et parce que je pense que le nom est peu de chose quand on s'entend sur la valeur qu'on lui donne.

La méningite considérée chez l'adulte est une maladie qui peut être assez bien définie : c'est une inflammation des enveloppes du cerveau, développée dans telle membrane plutôt que dans telle autre, et s'annonçant par des symptômes particuliers. Cette définition ne peut être appliquée à celle des enfants, car il n'y a pas toujours analogie complète entre les deux maladies, et on ne peut évidemment dire qu'il y ait eu phlegmasie de la pie-mère ou de l'arachnoïde, lorsqu'à l'autopsie des enfants qui ont succombé à la méningite on ne trouve aucune lésion. Voici, je pense, comme on peut la définir : la méningite des enfants est une maladie assez commune à cet âge, caractérisée pendant la vie par un ensemble de symptômes nerveux, précédé de phénomènes précurseurs, tels que de la céphalalgie, des vomissements, de la constipation, auxquels succèdent du délire, des convulsions, du coma, puis la mort; et à l'autopsie desquels on trouve des altérations variables en siége, en nature et en intensité; quelquefois même elles manquent complétement. Ces lésions sont souvent celles d'une phlegmasie aiguë de la pie-mère.

Je commencerai par l'anatomie pathologique.

CHAPITRE PREMIER.

ANATOMIE PATHOLOGIQUE.

§ 1er.

Pour suivre un ordre dans la description des lésions anatomiques, je commencerai par étudier un certain nombre d'altérations douteuses, qui peuvent, il est vrai, se trouver dans les enveloppes du cerveau d'enfants qui ont succombé à la méningite, mais qui se rencontrent aussi dans beaucoup d'autres maladies et ne peuvent caractériser les unes ni les autres : telles sont l'injection plus ou moins vive de la pie-mère, son infiltration par une certaine quantité de sérosité transparente. Je m'occuperai ensuite d'une lésion sur la nature morbide et phlegmasique de laquelle on est loin d'être d'accord, je veux parler de l'épanchement d'une certaine quantité de sérosité dans les ventricules du cerveau. Enfin j'étudierai les altérations propres qui peuvent caractériser à l'autopsie la méningite aiguë ou chronique, et je chercherai à les séparer les unes des autres et à apprécier la valeur de chacune d'elles.

Nous pouvons d'abord les diviser en deux ordres : 1° celles qui, siégeant dans la cavité crânienne, constituent les caractères de la méningite lorsqu'il a existé des symptômes; 2° les lésions qui, se trouvant dans d'autres organes, indiquent soit des complications de cette maladie, soit des produits accidentels qui montrent la cause générale sous l'influence de laquelle les premiers se sont développés.

1er ORDRE.

§ II. *Absence de lésions.*

On peut établir que dans quelques cas les caractères de la méningite aiguë manquent complétement dans le cerveau ou ses membranes, c'est-à-dire que, chez des enfants qui ont succombé à l'ensemble de symptômes nerveux qui constituent cette maladie, on ne trouve aucune lésion qui puisse en rendre compte. M. Piet a cité dans sa thèse deux observations de ce genre; il en rappelle en outre une de M. Charpentier. On en trouve également dans les auteurs, et mon collègue M. Barthez m'en a communiqué une qu'on trouvera à la fin de ce travail. On ne peut considérer comme une lésion l'injection plus ou moins vive de la pie-mère, signalée par quelques observateurs comme existant toujours dans les cas où l'on ne trouvait rien autre chose, et indiquant, selon eux, le premier degré ou l'inflammation de la pie-mère à son début. Il est facile de réfuter cette opinion en remarquant que les auteurs que j'ai cités ont noté dans leurs observations que cette injection n'existait pas; il faudrait d'ailleurs, dans ce cas, que les enfants eussent succombé rapidement, ce qui n'a pas toujours lieu; car, dans un des faits qui sont rapportés par M. Piet, la maladie a duré vingt-quatre jours. Enfin l'injection aurait-elle existé, et la durée de la maladie fût-elle courte, ce qui, dis-je, n'est pas, il serait encore fort douteux que l'on pût considérer l'injection seule comme caractère anatomique de la méningite, attendu qu'on l'observe dans trop de cas étrangers à cette maladie.

MEMBRANES DU CÉRVEAU.

§ III. *Dure-mère.*

La structure de cette membrane, dans dix-sept observations de méningite aiguë et huit de méningite chronique que j'ai recueillies, ne m'a présenté aucune altération. Dans un certain nombre de cas j'ai trouvé les sinus remplis de sang avec ou sans caillots. Ce fait coïncidait presque toujours avec une injection faible ou intense du cerveau ou de ses membranes. Cette congestion sanguine encéphalique n'existe pas toujours, mais elle est assez fréquente pour qu'on doive la noter; je l'ai constatée dans sept cas sur dix-sept, et elle y était très-marquée; dans quatre autres, cette injection était moins forte, et on trouvait en même temps un peu de sérosité transparente infiltrée sous l'arachnoïde. Ainsi la dure-mère ne présente rien de spécial dans la méningite aiguë ni dans la méningite chronique.

ARACHNOÏDE.

§ IV. *Grande cavité.*

Dans la grande cavité comprise entre ses deux feuillets, on trouve dans quelques cas un épanchement en général peu considérable de sérosité claire, transparente, quelquefois un peu trouble. La présence de ce liquide coïncide ordinairement avec une infiltration sous-arachnoïdienne notable, et quelquefois avec un épanchement de sérosité dans les ventricules. Ces derniers cas semblent opposés à ceux dont nous avons parlé dans le paragraphe précédent; et de même que dans les premiers il y avait congestion sanguine du cerveau et de ses membranes, on peut dire que dans les derniers il y avait congestion séreuse : une vive injection et la présence d'une quantité notable de sérosité ne peuvent guère coïncider. Cinq fois j'ai trouvé cet épanchement dans la cavité arachnoïdienne, et on reconnaissait que la sérosité existait dans cette partie lorsqu'elle s'écoulait après l'incision de la dure-mère faite avec soin. La présence de liquide dans ce point est d'une faible importance, car on le trouve à l'autopsie d'enfants morts de toute autre maladie; mais elle a une tout autre valeur, et doit être prise en considération lorsqu'elle passe à l'état de pus, ce que du reste je n'ai pas observé.

De fausses membranes peu formées, de peu de consistance, peuvent exister dans cette cavité; j'ai trouvé dans un cas, à la base du cerveau, et nageant au milieu de sérosité un peu trouble, une fausse membrane molle semi-transparente et comme muqueuse.

Enfin on peut y observer des adhérences, je les ai trouvées, dans deux cas, minces, celluleuses, et faisant adhérer assez fortement ensemble les deux feuillets de l'arachnoïde. Ces adhérences dont la nature démontrait l'ancienneté existaient autour de deux tubercules du cervelet faisant saillie sous l'arachnoïde, et n'avaient été décelées pendant la vie par aucun symptôme.

§ V. *Feuillet viscéral.*

Lorsqu'il n'y a pas de liquide en quantité un peu notable dans la cavité arachnoïdienne, on observe quelquefois que ce feuillet est enduit de liquide poisseux un peu gluant, visqueux; son épaisseur n'est pas assez considérable pour lui donner de l'opacité. J'ai observé quatre fois cette altération; dans trois cas elle n'existait que d'un seul côté et correspondait à des altérations trèsfortes de la pie-mère, dans le dernier on les trouva de chaque côté, et elles unissaient peu fortement, il est vrai, la face interne des deux lobes antérieurs du cerveau à la dure-mère. Ce feuillet peut être soulevé par la sérosité ou les liquides divers qui infiltrent le tissu sousarachnoïdien; il paraît alors comme tremblotant et gélatineux; et si ces liquides ont peu de densité ou de viscosité, on les voit s'écouler en piquant la membrane avec un scalpel.

Quant à la face interne de ce feuillet, celle qui est en rapport avec la pie-mère, on peut établir que, dès que les altérations de cette dernière membrane ont un peu de consistance, l'arachnoïde y adhère fortement, et entraîne avec elle, lorsqu'on essaye de l'enlever, les granulations, les indurations, ou les autres produits morbides développés dans ce tissu.

L'arachnoïde qui couvre ces diverses altérations peut avoir conservé son poli, sa transparence ; ce cas est le plus fréquent, quelque intenses qu'elles soient : dans d'autres, cette membrane est blanche, opaline, état qu'elle doit à des produits morbides développés et adhérant fortement à sa face interne. Quelquefois à la base (je l'ai observé sept fois), cette membrane présente des nuages légers, blanchâtres, opalins, dont le siége le plus fréquent est sous le plancher du troisième ventricule, la protubérance et les pédoncules cérébraux. J'ai trouvé également cette dernière altération à l'autopsie d'enfants qui avaient succombé à d'autres maladies que la méningite.

§ VI. *Feuillet pariétal.*

Aucune autre altération n'a pu y être constatée que celle qui a été signalée en parlant des adhérences de diverse nature qui l'unissaient au feuillet viscéral.

§ VII.

En résumé, on peut conclure de ces altérations de l'arachnoïde, qu'une seule, lorsqu'elle existe, peut être considérée comme lésion anatomique de la méningite aiguë, c'est celle qui est due aux adhérences molles et comme muqueuses, et au dépôt d'une matière visqueuse plastique entre les deux feuillets ; mais elles n'existent pas toujours. Quant aux autres, elles indiquent l'existence antérieure de méningites partielles anciennes développées autour de produits accidentels ; ce sont les adhérences celluleuses, fortes, que j'ai signalées dans deux cas. Les autres, telles que l'épanchement d'un peu de sérosité transparente dans la grande cavité de l'arachnoïde et les nuages opalins de sa face interne, peuvent se rencontrer dans beaucoup d'autres maladies.

§ VIII. *Ventricules cérébraux.*

Les auteurs anciens ont attribué aux altérations que peuvent présenter ces cavités une importance que l'étude approfondie des faits a diminuée, et que l'on reçonnaît maintenant comme ayant beaucoup moins d'influence qu'ils ne le pensaient. M. Piet, dans sa thèse, tout en leur refusant une partie de cette valeur, croit cependant qu'on peut faire jouer un rôle à l'épanchement ventriculaire dans la production des phénomènes du coma. M'appuyant ici presque exclusivement sur le résultat des observations que j'ai pu faire à l'Hôpital des Enfants, je ne puis nier les cas, cités par les auteurs, d'hydropisie aiguë des ventricules sans autres lésions dans la pie-mère ; mais je n'en ai observé aucun cas ; et j'ajouterai que mon collègue M. Barthez a observé un cas de méningite parfaitement développée chez une jeune fille, et à l'autopsie de laquelle il ne trouva aucune altération dans la pie-mère, aucune lésion, aucun épanchement dans les ventricules.

§ IX.

La première altération qui se présente, si toutefois on peut la considérer comme telle, est l'injection des parois des ventricules latéraux ; cette injection presque toujours arborescente, tantôt générale, tantôt partielle, existait dans trois cas d'épanchement ventriculaire, et dans deux autres sans qu'il en fût ainsi : il est vrai qu'il y avait alors une congestion sanguine du cerveau et des méninges. J'ai observé une fois à la partie antérieure du ventricule latéral gauche une vésicule de la grosseur d'une amande due au soulèvement de la membrane ventriculaire , ou , si elle n'existe pas , d'une couche très-mince de la substance cérébrale par de la sérosité transparente. En l'enlevant, on trouvait au-dessous la substance cérébrale superficiellement érodée.

§ X. *Epanchement.*

Cinq fois , sur dix-sept cas, j'ai trouvé dans les ventricules latéraux une quantité anormale de liquide, et dans une série de dix autres observations de méningite aiguë qui m'ont été communiquées, la proportion a été plus considérable; quatre fois il existait un épanchement. Lorsqu'il existe, il est en général constitué par de la sérosité claire, transparente, nullement visqueuse; dans quatre des cinq premiers cas il coïncidait avec une infiltration sous-arachnoïdienne très-forte, mais cette infiltration s'est aussi rencontrée sans qu'il y ait eu épanchement, et chez des enfants morts d'autres maladies : quelquefois on trouve la sérosité des ventricules visqueuse, louche, et très-rarement remplacée par du pus : je n'ai pas observé de cas analogues, mais on a publié des faits où il en était ainsi. Lorsqu'il y a épanchement, si la quantité de liquide est assez considérable, les hémisphères sont développés, les circonvolutions tassées, aplaties, et tendant à faire hernie dès qu'on incise la dure-mère; on peut même quelquefois très-bien sentir la fluctuation. Dans les cinq faits que j'ai cités, la présence du liquide expliquait très-bien les phénomènes de coma ; mais pourquoi, dans une maladie dont le résultat et la fin sont presque toujours les mêmes, n'existait-il que dans cinq cas sur dix-sept et manquait-il dans les autres? C'est un problème qui restera encore probablement longtemps insoluble. Voici du reste quelques résultats qui, sans la décider, éclairciront peut-être la question.

§ XI.

M. Magendie est le premier qui ait constaté et qui ait insisté sur les propriétés hygrométriques remarquables du cerveau ; c'est lui qui a démontré que, pour trouver le liquide céphalo-rachidien chez les animaux, il fallait l'examiner chez ceux qui étaient récemment tués, sinon il était absorbé par suite de ces mêmes propriétés.

M. N. Guillot, professeur agrégé à la Faculté, s'est livré sur les propriétés physiques de l'encéphale à des recherches nombreuses et très-intéressantes, mais qui ne sont pas encore publiées ; il a eu l'extrême obligeance de me communiquer quelques-uns des résultats auxquels il est arrivé, les voici :

1° Des expériences nombreuses sur les animaux lui ont démontré que dans l'état normal, et pendant la vie, les ventricules cérébraux sont remplis et même distendus par la sérosité.

2° Que la quantité de ce liquide diminue à mesure qu'on examine ces cavités à un instant plus éloigné de la mort.

3° Que cette sérosité ainsi disparue se retrouvait dans la substance cérébrale.

4° Ces mêmes expériences très-souvent répétées lui ont démontré que le cerveau était doué de propriétés hygrométriques très-fortes, et telles que, par exemple, un fragment de substance cérébrale recueilli chez un chien qu'on venait de tuer, et pesé, si on le plongeait dans l'eau ou la sérosité, pouvait absorber jusqu'à son poids de ces liquides.

5° Sous le rapport de cette propriété cependant, il a trouvé des différences suivant les animaux, et chez ces mêmes animaux, suivant l'âge, l'époque plus ou moins éloignée de la mort à laquelle on les examinait ; enfin, les conditions d'âge, du même temps écoulé depuis la mort, étant remplies, il a constaté des variations qui dépendaient probablement de conditions inconnues, propres aux individus.

Avec ces données que la nature de ce travail ne me permet pas de développer, essayons de résoudre quelques-unes des questions que j'ai proposées plus haut.

Les ventricules cérébraux étant remplis de sérosité pendant la vie, que cette sérosité soit ou non augmentée dans la méningite aiguë, on conçoit parfaitement, d'après les propriétés hygrométriques du cerveau, qu'elle puisse disparaître en totalité ou en partie après la mort.

Chez les enfants, il n'est pas rigoureusement démontré que la quantité de sérosité diminue toujours à mesure qu'on fait l'autopsie à une époque plus éloignée de la mort; cependant cela est fréquent chez eux dans beaucoup de maladies, et on sait généralement que, pour peu que l'on attende, on trouve le cerveau mou et un peu diffluent, phénomène dû sans doute au mélange de la substance cérébrale avec la sérosité contenue dans les divers points de l'encéphale, l'absorption ayant eu le temps de se faire. Ce changement, dans les caractères physiques du cerveau, doit être distingué du commencement de sa putréfaction, que, du reste, sa mollesse favorise probablement, car c'est un des premiers organes de l'économie qui se putréfie.

Mais, dans la méningite aiguë avec épanchement, en est-il de même? Non, car on pratique souvent l'autopsie, même en été, trente-huit, quarante, quarante-quatre heures après la mort, et on trouve, lorsqu'il y a épanchement, les ventricules encore agrandis, distendus par là sérosité. La quantité de ce liquide est-elle donc augmentée pendant la vie? C'est là maintenant toute la question que nous devons examiner.

La présence d'une grande quantité de sérosité dans les ventricules, dans les cas de méningite, même lorsque l'autopsie a été faite longtemps après la mort, ne peut être expliquée par les propriétés hygrométriques différentes du cerveau chez des enfants divers, puisque c'est seulement dans cette maladie qu'on l'observe : pour qu'il en fût ainsi, il faudrait d'ailleurs que de pareilles et d'aussi grandes variations existassent dans les autres affections, ce qui n'est pas, ou du moins elles sont beaucoup moins fortes. Faut-il donc admettre l'augmentation d'épanchement ventriculaire dans la méningite? Des raisons aussi puissantes s'y opposent : en effet, dans vingt-sept cas, l'épanchement a manqué dix-huit fois; dans ces derniers, l'autopsie a été faite quinze, dix-huit, vingt-quatre heures après la mort, comme plus tard, et l'état sain, la bonne consistance de la voûte à trois piliers, du septum lucidum et des parois, indiquaient bien que la quantité normale du liquide n'avait pas augmenté, et cependant dans tous le coma avait terminé la scène.

D'après ce que je viens d'exposer, on voit que les résultats auxquels est arrivé M. N. Guillot ont fait entrer dans la question de nouveaux éléments propres peut-être à l'éclairer, mais que la difficulté est seulement reculée, car il est impossible de décider maintenant si la quantité du liquide ventriculaire est augmentée dans la méningite aiguë des enfants.

§ XII. *Plexus choroïdes et toile choroïdienne.*

Fortement injectés dans deux cas, leur coloration rougeâtre était normale dans trois autres, dans lesquels il y avait également épanchement ventriculaire; ils semblaient épaissis, développés dans les premiers, et l'un d'eux contenait un petit tubercule du volume d'un grain de chènevis.

§ XIII. *Pie-mère.*

Les altérations de cette membrane sont nombreuses et elles diffèrent les unes des autres par leur siége et leur nature. Nous étudierons en premier lieu un produit morbide qu'on observe comme lésion anatomique dans la plupart des méningites, et qui se lie d'une manière trop intime aux autres altérations de la pie-mère pour que nous n'en parlions pas d'abord ; ce sont les granulations. Je m'étonne qu'on en ait nié l'existence, et qu'on ait prétendu et écrit qu'elles n'étaient autre chose que des glandes de Pacchioni ; nous verrons qu'elles en diffèrent sous beaucoup de rapports.

1re CLASSE.

§ XIV. *Granulations.*

Les granulations de la pie-mère sont de petits corpuscules blanchâtres, arrondis, de volumes divers, que l'on trouve dans cette membrane, spécialement chez les enfants qui ont succombé à la méningite aiguë : leur nombre varie beaucoup ; on peut en trouver seulement quelques-unes, ou bien une quantité considérable qui couvre un seul ou les deux hémisphères.

Leur volume varie également : les unes ont presque celui de la pointe d'une aiguille, les autres, et ce sont les plus grosses, dépassent à peine celui d'un grain de millet ; il y en a d'intermédiaires. Les plus petites semblent être une tache opaline blanchâtre, c'est comme un point d'albumine commençant à se coaguler, qui est déposé dans la pie-mère, et n'est visible que par la transparence de l'arachnoïde. Si le nombre des granulations est considérable, on en voit de toute grosseur, et on suit leur développement successif jusqu'au terme que je leur ai assigné.

Les granulations bien développées sont légèrement saillantes, et lorsque leur volume est peu considérable, elles sont en général arrondies. Sont-elles plus grosses ; leur forme peut devenir irrégulière. Si elles sont peu volumineuses, peu développées, elles sont blanches ; mais à mesure qu'on en observe de plus grosses, leur couleur devient de plus en plus jaunâtre : telles sont celles qui se trouvent quelquefois entre les circonvolutions.

La consistance des plus petites ne peut être évaluée ; quant aux plus volumineuses, elles sont ordinaire-

2.

ment grenues, friables, et donnent, lorsqu'on les écrase, un résidu semblable à celui des tubercules crus.

J'ai remis à M. Pelouze, qui a eu la complaisance de les analyser comparativement à des tubercules à l'état de crudité, un certain nombre de granulations : il leur a trouvé une composition identique ; des matières albumineuses en constituaient la plus grande partie : je dois ajouter qu'à mon avis l'étude de cette composition conduit à bien peu de chose ; car l'analyse des substances organiques donne souvent pour résultat une composition identique à des produits morbides qui diffèrent les uns des autres par leur structure. Je dirai la même chose de leur analyse au microscope : je les ai examinées plusieurs fois avec cet instrument grossissant plus de trois cents fois, et je n'y ai constaté aucune organisation, mais seulement une accumulation irrégulière de globules organiques.

§ XV.

Le plus souvent les granulations sont isolées, soit qu'autour d'elles existent ou n'existent pas des altérations de la pie-mère ; mais quelquefois aussi ces corpuscules se réunissent, s'agglomèrent, se soudent ; de là deux formes : 1° *Forme de masses* ; 2° *Forme de plaques.*

La première espèce, par l'accumulation irrégulière des granulations, donne naissance à des petites masses jaunâtres, grenues, inégales, de volume variable, et pouvant siéger dans divers points de la pie-mère. Je les ai observées trois fois : dans deux cas, ces petites masses existaient à la terminaison supérieure de la scissure de Sylvius gauche ; dans le troisième, au-dessus de la partie supérieure du lobe médian du cervelet. Elles sont assez semblables à des tubercules crus.

La seconde espèce est constituée par des granulations qui, en s'agrégeant, prennent la forme de plaques irrégulières, jaunes, grenues, mamelonnées, siégeant dans la pie-mère, et occupant spécialement les intervalles des circonvolutions à la partie supérieure des deux hémisphères, ou à leur face interne située dans la grande scissure. On peut les confondre avec une espèce de fausse membrane ou de pus concrété, dont je parlerai plus bas.

§ XVI.

Le siége des granulations varie également : on les trouve le plus souvent au milieu de la pie-mère qui tapisse les scissures de Sylvius, dans le fond, le long des vaisseaux qui les sillonnent; à la convexité des hémisphères, à la partie médiane de la base; leur fréquence varie dans ces différents points. Elles peuvent être entoureés d'altérations très-diverses, qui sont développées soit autour d'elles, à côté, ou à une certaine distancè dans divers points de la pie-mère. Les granulations ont présenté la disposition suivante dans les dix-sept observations de méningite aiguë que je possède.

§ XVII. *Nombre.*

Dans un cas, il n'y avait aucune granulation, et l'enfant ne présentait pas de tubercules dans les poumons ; sur les seize autres, on a trouvé, dans trois cas, trois ou quatre granulations seulement; dans trois autres, de six à dix; dans un septième, une douzaine, et, comme dans les cas précédents, elles étaient irrégulièrement réparties dans différents points de la pie-mère. Enfin, dans les neuf derniers cas, les granulations étaient très-nombreuses.

Siége.

Bien qu'elles aient été troúvées dans tous les points de cette membrane, on ne les rencontre cependant pas partout avec une égale fréquence. Dans les trois cas où il existait seulement trois ou quatre granulations, elles

étaient dans une des scissures de Sylvius. Dans les quatre suivants où elles étaient plus nombreuses, on les
trouvait également dans les deux scissures, en même
temps que quelques autres étaient disséminées ailleurs;
c'est dans cette partie en effet que l'on trouve le plus
souvent ces corpuscules : il ne serait pas exact cependant d'établir en loi que, lorsqu'il se trouve ailleurs des
granulations, on doive toujours en rencontrer dans les
scissures de Sylvius. En effet dans les neuf cas dont nous
n'avons pas encore parlé, les granulations plus ou
moins nombreuses ont été très-irrégulièrement réparties;
quelquefois existant seulement dans les scissures de
Sylvius; dans d'autres cas à la base, à la convexité du
cerveau ou dans l'intervalle des circonvolutions, leur
nombre, leur volume, n'ont rien présenté de constant
dans ces divers points; je n'en donnerai pas l'analyse,
car elle fatiguerait le lecteur et ne conduirait à aucun
résultat. J'ajouterai seulement que deux fois la surface
du cervelet présenta des granulations, dans un de ces
deux cas elles étaient accumulées au-dessus de son lobe
médian.

Chez sept enfants morts à la dernière période de
la phthisie, et chez trois desquels je trouvai les lésions
anatomiques de la méningite chronique, il existait des
granulations en nombre variable disséminées dans divers points de la pie-mère. Leur siége, leur disposition
et leur histoire présentèrent une identité complète avec
ce qui avait été observé dans les cas de méningite aiguë.
Il suffit donc de signaler ce fait sans qu'il soit utile de
décrire de nouveau ces produits.

Telle est l'histoire abrégée des granulations; elle nous
conduit à des conclusions et à des propositions impor-
tantes, sur lesquelles nous reviendrons d'ailleurs plus
tard.

1. Il n'y a aucun rapport entre l'existence, le nombre des granulations de la pie-mère et la gravité des
symptômes de la méningite : en effet, manquant complétement dans un cas, et aussi irrégulièrement distri-

buées dans les autres sous le rapport de leur quantité et de leur siége, le résultat a cependant toujours été le même, les enfants ont succombé.

2. Non-seulement ce rapport n'existe pas, mais encore les granulations peuvent se rencontrer chez de jeunes phthisiques morts à la dernière période de leur maladie sans avoir présenté aucun symptôme nerveux. En effet, dans les autopsies que j'ai faites, j'ai trouvé, sur quarante-deux enfants qui avaient succombé aux tubercules pulmonaires, sept fois des granulations dans la pie-mère : dans quatre cas elles étaient seules isolées, et trois fois elles coïncidaient avec de fortes altérations de cette membrane. Dans ces sept cas les jeunes sujets étaient phthisiques à un haut degré. Ces dernières observations sont de la plus haute importance, car elles conduisent à établir comme positifs les quatre faits suivants :

1. Les granulations ne constituent pas un caractère anatomique constant de la méningite.

2. Elles peuvent s'être développées sans qu'on ait observé de symptômes.

3. Elles préexistent probablement aux altérations qui les entourent, lorsque ces altérations existent.

4. Ces granulations sont de nature tuberculeuse. Les considérations précédentes, leur existence chez des enfants phthisiques seulement, leurs caractères physiques, et la transition insensible que l'on suit souvent entre les granulations de la pie-mère et les tubercules des méninges et du cerveau le prouvent suffisamment.

En résumé, les granulations de la pie-mère constituent un produit tuberculeux analogue à ceux qui se développent chez les phthisiques dans le tissu sous-pleural et sous-péritonéal. Comme eux également ils peuvent développer dans leur voisinage des altérations de nature diverse, aiguës ou chroniques.

2ᵉ CLASSE.

§ XVIII. *Lésions phlegmasiques de la pie-mère.*

C'est surtout dans cette membrane, soit autour des produits morbides que nous venons d'étudier, soit dans d'autres points, que la méningite des enfants se révèle par des altérations plus ou moins caractérisées. La fréquence et l'importance de ces lésions, la presque certitude où l'on est de les trouver à l'autopsie, est probablement due à la vascularité et aux fonctions physiologiques de cette membrane, relativement au cerveau. C'est parmi elles que nous rencontrerons les véritables caractères anatomiques de la méningite lorsqu'ils existent.

§ XIX. *Injection.*

La pie-mère peut-être simplement injectée, congestionnée, ou présenter quelques modifications dans sa texture, c'est alors seulement que l'injection a une valeur sur laquelle on ne peut élever de doute. Dans ce dernier cas, en même temps qu'elle est injectée, cette membrane est légèrement épaissie; elle est devenue rugueuse, cassante, et plus ou moins adhérente à la substance cérébrale avec laquelle elle est en rapport : c'est ce que j'ai constaté dans cinq cas, et spécialement dans une méningite sans granulations. Dans ce dernier, les altérations étaient disséminées dans différents points de son étendue, et dans les quatre autres, je ne les ai rencontrées qu'à la partie médiane de la base. Deux fois, en même temps qu'une infiltration purulente existait à la surface de la convexité d'un des hémisphères, j'ai trouvé la pie-mère correspondante située entre les circonvolutions, rouge, épaissie, rugueuse et adhérente à la substance grise du cerveau.

Cette altération est le premier degré de l'inflammation de la pie-mère; aussi, en général, mais non constamment, lorsqu'on la trouve à l'autopsie, la maladie a marché rapidement : c'est précisément ce qui est arrivé trois fois dans les dix observations de méningite aiguë ui m'ont été communiquées.

Sans présenter de changements dans ses propriétés physiques, la pie-mère peut, comme je l'ai dit, être fortement injectée. Dans ces cas incompatibles avec une forte infiltration de sérosité, le cerveau et ses membranes semblent frappés d'une congestion sanguine générale : c'est du reste ce qu'on trouve également assez souvent chez des enfants qui ont succombé à toute autre maladie. Cette injection, lorsqu'elle existe, est en général plus forte à la convexité. Dans dix-sept cas de méningite aiguë, je l'ai constatée forte et intense dans sept cas, plus faible dans quatre autres, et remplacée dans les six derniers par une forte infiltration de sérosité. Deux fois, dans les sept premiers cas, l'injection coïncida avec un épanchement de sérosité dans les ventricules, et leurs parois la présentaient également ; c'est ce qui doit faire penser que là aussi elle était plutôt due à la congestion encéphalique qu'à leur inflammation.

§ XX. *Infiltration de sérosité.*

Cette altération s'est rencontrée à l'autopsie de beaucoup d'enfants qui avaient succombé à des maladies très-diverses, où souvent même elle y était plus forte. Je l'ai trouvée, comme je l'ai déjà dit, dans six cas, et elle semblait indiquer une congestion séreuse du cerveau et de ses enveloppes : trois fois seulement elle coïncida avec un épanchement ventriculaire ; dans les deux autres il y avait injection. Lorsque la sérosité qui infiltre la trame celluleuse sous-arachnoïdienne est claire, transparente, elle a peu de valeur ; mais si elle se trouble, si elle s'épaissit, si elle présente des flocons albumineux, c'est une altération à laquelle il faut avoir égard, et qui est un des caractères de l'inflammation. La sérosité existe surtout à la base du cerveau, dans les scissures de Sylvius; elle s'étend de là aux parties latérales et à la convexité des hémisphères.

§ XXI.

Les altérations véritablement caractéristiques de la phlegmasie de la pie-mère peuvent être divisées en trois espèces : les deux premières comprennent celles qui sont peu consistantes, molles, peu organisées; la troisième, les lésions plus anciennes, mieux formées.

§ XXII.

Ire Espèce.—La pie-mère est infiltrée d'un pus jaunâtre épais, liquide dans quelques points, concrété dans d'autres. Cette lésion se montre plus spécialement à la convexité des deux hémisphères, et c'est là seulement que je l'ai rencontrée dans trois cas. Dans deux, elles étaient bornées à un seul hémisphère; dans le troisième, elle existait des deux côtés; dans deux cas également, il existait en même temps une infiltration partielle semblable à la face interne d'un des hémisphères, dans la grande scissure cérébrale. Cette infiltration purulente se montre souvent sous la forme de grappes aplaties, jaunes, opaques, un peu saillantes, mamelonnées, qui semblent formées par l'agglomération de gouttelettes purulentes, successivement concrétées. Ces plaques sont molles, friables, et peuvent être aisément séparées du cerveau, mais plus difficilement de l'arachnoïde. Occupant en général l'intervalle des circonvolutions, tout en empiétant un peu sur elles, ces parties infiltrées sont fort irrégulières : tantôt isolées, elles communiquent souvent les unes avec les autres par des traînées de matière analogue. Une telle lésion, lorsqu'elle existe, est un excellent caractère anatomique de la méningite aiguë.

Au milieu et auprès de ces altérations, se trouve en général un nombre plus ou moins considérable de granulations qui s'en distinguent par leur moindre volume, leur forme arrondie, leur teinte plus blanche et leur peu de saillie. C'est spécialement dans les trois cas dont je parlais tout à l'heure que j'ai observé ces points albumineux blancs, indiquant des granulations qui commençaient à se développer. Je terminerai la description de cette première espèce de lésions en disant que, lorsqu'elles existent, la partie de la pie-mère correspondante, qui s'enfonce entre les circonvolutions et qui se continue avec l'infiltration purulente, est le plus souvent fortement injectée, un peu épaissie, rugueuse et adhérente à la substance cérébrale; elle contient un certain nombre de granulations, toutes en général bien développées.

§ XXIII.

2ᵉ Espèce. — La pie-mère qui présente ce genre de lésions est altérée dans sa texture, dans ses propriétés physiques; elle est en effet, dans une certaine étendue, épaissie, rugueuse, d'une texture grenue, friable, propriété qu'elle doit à l'interposition d'une certaine quantité de sérosité ou de pus. Tantôt blanche, tantôt jaunâtre, elle adhère presque toujours assez fortement à la substance cérébrale, et on trouve assez souvent des granulations disséminées au milieu. Cette altération est évidemment le deuxième degré de celle que nous avons étudiée en commençant, et dans laquelle la pie-mère était injectée et épaissie : le siége en est le même; et nous verrons qu'on pourra suivre la transition de celles-là à des lésions plus avancées et mieux formées que nous étudierons plus tard. La pie-mère ainsi altérée est le plus souvent celle qui occupe la partie médiane de la base, le plancher du troisième ventricule, la protubérance, les scissures de Sylvius. J'ai enlevé quelquefois presque d'une seule pièce la membrane celluleuse sous-arachnoïdienne qui tapissait toutes ces parties. Cette altération a été rencontrée à la base dans huit cas, et trois fois sans qu'il y eût de granulations au milieu. Dans cinq d'entre eux elle se prolongeait dans les scissures, qu'elle envahissait totalement ou en partie : je ne l'ai jamais observée à la convexité; mais elle doit s'y rencontrer, puisqu'on y trouve les lésions de la troisième espèce, que nous nous allons étudier, lésions qui sont évidemment les mêmes, mais parvenues à un degré plus avancé. En résumé, cette altération, assez fréquente dans la méningite, et pouvant la caractériser lorsqu'elle existe, indique une durée plus longue de la maladie, et peut même, comme je l'ai vu une fois, se rencontrer sans qu'il y ait eu de symptômes ; la lésion s'était alors évidemment développée d'une manière chronique.

3e CLASSE.

§ XXIV.

Ces altérations, bien qu'elles aient été observées quelquefois dans la méningite aiguë annoncent une date plus ancienne, et peuvent être considérées comme caractérisant la méningite chronique. La pie-mère a acquis une ligne, une ligne et demie d'épaisseur ; elle est d'un blanc tirant sur le jaune ou le gris, quelquefois présentant une teinte verdâtre semi-transparente. Cette membrane, ainsi transformée, est dure, résistante, élastique, comme cartilagineuse, et est intimement unie à la substance cérébrale ; on y trouve souvent des granulations au milieu ou dans le voisinage. J'ai pu constater des altérations de cette espèce dans cinq cas : deux fois chez des enfants qui avaient succombé à la méningite aiguë, dont ils présentèrent les lésions anatomiques, et trois fois chez de jeunes sujets morts à la dernière période de la phthisie.

Dans tous, elles existaient à la convexité des hémisphères cérébraux ; bornées à un seul dans quatre cas, et développées sur les deux dans le cinquième : c'est surtout à la partie supérieure et médiane qu'elles ont leur siége, et elles occupent quelquefois une grande partie de cette convexité. Dans ces cinq cas, l'altération s'étendait plus loin, et la pie-mère correspondante pénétrant entre les circonvolutions avait subi une transformation analogue ; il en résultait des cloisons solides, dures, résistantes, plus ou moins épaisses, et de là des espèces de cellules dans lesquelles était logée la partie libre des circonvolutions qui y adhéraient fortement. Les deux cas de méningite aiguë dans lesquels je les ai rencontrées présentaient en même temps des altérations plus récentes qui rendaient compte des symptômes observés à la fin; il n'en était pas de même dans les trois autres. Dans deux cas, ces lésions coïncidaient avec un ramollissement de la pulpe cérébrale correspondante, et dans un dernier, elles avaient déterminé au-dessous d'elles une apoplexie capillaire qui fit périr la petite malade en quelques heures. En résumé, ces altérations de la troisième espèce se développent lentement et constituent les caractères anatomiques de la méningite chronique; c'est pour cela précisément qu'aucun symptôme dans le plus grand nombre des cas ne vient en révéler l'existence. Si on les trouve quelquefois à l'autopsie d'enfants qui ont succombé aux symptômes de la méningite aiguë, on trouve en même temps d'autres lésions qui expliquent ces derniers.

SUBSTANCE CÉRÉBRALE.

§ XXV. *Tubercules du cerveau.*

La méningite des enfants est peut-être la maladie dans laquelle on trouve le plus souvent à l'autopsie des tubercules dans la substance cérébrale; c'est également ce que j'ai vu, et l'absence de phénonènes nerveux antécédents dénotait qu'ils s'y étaient développés d'une manière latente. Je les ai observés dans cinq cas, dont une fois chez une enfant qui avait succombé à la dernière période de la phthisie. Ces tubercules présentaient les mêmes caractères que dans les autres organes; ils étaient à l'état de crudité dans quatre cas, et un peu diminués de consistance dans un seul. Enchatonnés dans la substance cérébrale, on les en réparait facilement; dans quelques cas, ils faisaient saillie sous l'arachnoïde, et s'étaient par conséquent développés en partie dans le cerveau, en partie dans la pie-mère. Deux fois j'ai trouvé autour d'eux des lésions plus ou moins intenses, et spécialement des indurations de cette membrane; je n'en ai observé aucune autour de ceux du cervelet. Dans deux cas que j'ai déjà cités, existaient des adhérences entre les deux feuillets de l'arachnoïde autour de ces produits morbides. Dans les cinq cas ils présentèrent le siége et la disposition suivante :

1° Un seul à la partie supérieure de l'hémisphère droit, et logé moitié dans une circonvolution, moitié dans la pie-mère;

2° Deux tubercules : un à la partie postérieure de la couche optique droite, l'autre au milieu du lobe médian du cervelet;

3° Un seul peu volumineux au bord droit du cervelet;

4° Deux tubercules l'un auprès de l'autre au milieu du lobe gauche du cervelet;

5° Un tubercule à la partie postérieure de l'hémisphère droit du cerveau et saillant sous l'arachnoïde.

Dans tous les cas, sauf un seul, j'ai trouvé des granulations et des lésions plus ou moins fortes de la pie-mère, soit autour d'eux, soit dans d'autres points de cette membrane. Dans un mémoire sur ce sujet, publié dans les Bulletins de la Société anatomique pour l'année 1837, mon ami le docteur Behier est arrivé aux conclusions suivantes.

Dans les nombreuses autopsies qu'il a faites à l'Hôpital des Enfants, sept fois il a rencontré des tubercules, soit dans le cerveau, soit dans le cervelet. Sur ces sept cas, quatre appartenaient à des enfants morts de méningite, et trois à des phthisiques chez lesquels ils n'avaient donné lieu à aucun symptôme. Considérés sous un autre point de vue, sur dix cas de méningite il a observé quatre fois des tubercules dans l'encéphale..

§ XXVI. *Substance cérébrale.*

Dans tous les cas, et dans tous les points où j'ai trouvé la pie-mère épaissie, altérée dans sa texture, cette membrane adhérait fortement au cerveau, et souvent même cette adhérence était si intime que par la traction on déchirait la substance cérébrale plutôt que de l'en séparer : le degré d'adhérence variait avec l'intensité de la lésion. Dans les cas où l'on a observé des tubercules, la substance cérébrale était usée autour et avait disparu pour leur faire place. Cette disparition était probablement due à un travail analogue à celui qui se passe dans les os en rapport avec des anévrismes.

Dans deux cas, j'ai trouvé à la convexité du cerveau la substance cérébrale en contact avec de fortes altérations de la pie-mère, ramollie dans une assez grande étendue. L'un des deux cas s'est rencontré chez une enfant morte à la dernière période de la phthisie; ce ramollissement était blanc, crémeux et sans aucune coloration : le deuxième existait chez une jeune malade qui avait succombé aux symptômes de la méningite aiguë; ce dernier ramollissement était rouge et accompagné d'une vive injection. Aucun symptôme n'avait décelé le développement du premier.

§ XXVII.

Il est une altération de la pulpe cérébrale que nous devons étudier, et qui doit être plutôt considérée comme un phénomène cadavérique qui se rencontre avec une égale fréquence chez des enfants qui ont succombé à des maladies très-diverses, je veux parler du ramollissement blanc et comme muqueux de la voûte à trois piliers et du septum lucidum; on dirait, lorsqu'il en est ainsi, que la substance qui les constitue a macéré dans la sérosité; ce qui contraste quelquefois avec la consistance du reste du cerveau. L'altération physique éprou-

vée par ces parties s'explique parfaitement par les recherches de M. N. Guillot, que j'ai exposées plus haut.
J'ai trouvé sept fois ce ramollissement accompagné d'une
destruction presque complète de la voûte et du septum
lucidum ; sur ces sept cas, quatre coïncidaient avec un
épanchement de sérosité dans les ventricules : il y avait
donc un cas d'épanchement dans lequel ces parties étaient
intactes.

Dans la série de dix autres observations de méningite
aiguë dont j'ai déjà parlé, je trouve sept fois la voûte
et le septum lucidum ramollis, et trois fois sans que la
quantité du liquide semblât augmentée.

§ XXVIII. *Injection sablée.*

Il existait une injection de la substance cérébrale,
mais plus ou moins intense, et en général faible, dans les
cas où le cerveau et ses membranes étaient le siége d'une
congestion sanguine. Les parties qui la présentaient
étaient en général fermes et consistantes.

§ XXIX.

Telles sont les altérations qui peuvent se rencontrer
dans l'encéphale à l'autopsie des enfants qui ont succombé à la méningite. Nous devrions maintenant étudier les lésions nombreuses qui existent dans les autres
organes. Cependant, malgré l'intérêt qu'elles pourraient
nous offrir, je ne ferai que les signaler, afin de montrer
seulement les complications, et les influences générales
sous lesquelles la méningite peut se développer; car ce
n'est pas ici l'occasion de les décrire minutieusement.

§ XXX. *Moelle épinière et ses membranes.*

Je n'y ai jamais constaté d'altérations non plus que
dans les nerfs pneumo-gastriques que j'ai examinés avec

soin dans un cas où les symptômes paraissaient dépendre d'une lésion spéciale de ses fonctions.

2ᵉ ORDRE.

THORAX.

§ XXXI. *Affections aiguës.*

Dans trois cas j'ai trouvé les bronches rouges, enflammées et remplies de mucus-purulent, et dans deux autres des lésions caractéristiques d'une pneumonie. Dans le premier existait une hépatisation rouge presque complète du lobe inférieur du poumon droit, et dans le second des traces d'inflammation au premier et au deuxième degré, du parenchyme pulmonaire autour de tubercules ramollis et de petites cavernes.

§ XXXII. *Tubercules.*

Sauf un seul cas, et c'est précisément celui dans lequel je n'ai pas trouvé de granulations méningées, tous les enfants qui succombèrent à la méningite présentèrent à l'autopsie des tubercules dans les poumons; ils ont existé constamment dans la série des dix autres faits dont j'ai déjà parlé.

Dans ces divers cas nous avons pu constater une très-grande différence sous le rapport de la quantité et de l'état avancé des tubercules. Ainsi une fois je n'en ai trouvé qu'un seul siégeant dans les ganglions bronchiques, et cependant les lésions cérébrales étaient très-caractérisées. Dans six autres cas j'ai trouvé une dégénérescence tuberculeuse de ces mêmes ganglions, et le nombre de ceux qui étaient altérés était variable.

Les tubercules développés au milieu du parenchyme pulmonaire présentèrent également une grande différence sous les mêmes rapports; ainsi la phthisie commençait à peine dans certains cas, tandis que dans d'autres elle était très-avancée, et pour ces derniers probablement, si la méningite n'était survenue, les enfants n'auraient peut-être également survécu que peu de temps. Sur dix-sept cas, neuf enfants présentaient peu de tubercules, chez deux surtout, on ne trouva que quelques granulations grises semi-transparentes disséminées à la partie postérieure des deux poumons; les sept autres étaient phthisiques à un degré plus avancé. De ces sept derniers, trois présentèrent des tubercules à l'état de crudité en plus grand nombre que dans les cas précédents, et dans quatre enfin, ils étaient extrêmement nombreux, et nous trouvâmes quelques cavernes; ces enfants étaient parvenus presqu'à la dernière période de la phthisie.

§ XXXIII. *Plèvres.*

Elles présentèrent des adhérences dans un assez grand nombre de cas; j'ai constaté qu'elles manquaient dans six et qu'elles existaient dans onze. Dans huit cas je trouvai dans le tissu sous-pleural, disséminées irrégulièrement, développées quelquefois dans les parties correspondantes aux adhérences, quelquefois dans d'autres points, des granulations grises semi-transparentes ou blanchâtres, analogues à celles qu'on observe très-souvent chez les individus phthisiques.

ABDOMEN.

§ XXXIV. *Péritoine.*

Cinq fois les ganglions mésentériques avaient éprouvé en partie la dégénérescence tuberculeuse, et, sur ces cinq cas, deux fois je trouvai des adhérences nombreuses entre les diverses parties des intestins et toutes les lésions caractéristiques de la péritonite chronique. Il existait en même temps, au milieu de toutes ces altérations, ainsi que dans le tissu cellulaire sous-péritonéal, des granulations tuberculeuses à des degrés très-divers, et des tubercules proprement dits.

Dans un seul cas, chez une enfant phthisique à un degré avancé, je trouvai quelques tubercules dans la rate.

MUQUEUSE INTESTINALE.

§ XXXV. *Estomac.*

J'ai été étonné de ne pas rencontrer plus souvent la lésion signalée par M. Piet comme fréquente dans la méningite, je veux parler du ramollissement et de la destruction d'une partie de la muqueuse de cet organe, par suite de cette altération. Sur dix-sept cas, j'ai trouvé huit fois cette membrane présentant une injection rosée, faible, variable du reste en étendue et en intensité, et cinq fois la muqueuse du grand cul-de-sac en partie seulement diminuée de consistance, un peu ramollie, mais nullement détruite; les lambeaux en étaient encore assez résistants. Dans les dix autres cas de méningite aiguë dont j'ai déjà plusieurs fois parlé, deux fois seulement la muqueuse du grand cul-de-sac était un peu ramollie, et dans un troisième cas elle était seulement fortement injectée.

§ XXXVI. *Duodénum et intestins grêles.*

Deux fois seulement, vers la fin de ces derniers, se sont rencontrés des ascarides lombricoïdes, quatorze dans un cas et cinq dans l'autre. Sur dix-sept cas, les plaques de Peyer ont été trouvées légèrement développées cinq fois, et deux fois en même temps injectées; dans deux cas, les follicules isolés étaient développés, saillants, et dans cinq enfin nous avons trouvé une injection arborescente générale ou partielle, mais peu caractéristique dans la partie inférieure des intestins grêles; je n'y ai point observé de ramollissement. Les gros intestins ne m'ont offert aucune altération qui méritât d'être notée. Dans les dix autres cas de méningite, aucune lésion

3.

remarquable n'a été trouvée, si ce n'est une fois un ramollissement assez étendu de la muqueuse du colon.

§ XXXVII. *Cœur et péricarde.*

Les mesures que j'ai prises du premier de ces organes ne m'ont fait constater aucune hypertrophie ni aucune autre lésion dans les dix-sept cas que j'ai observés. Quant au péricarde, sain dans seize cas, le dix-septième présenta un épanchement de quatre onces à peu près de sérosité trouble, quelques fausses membranes molles dans sa cavité, et cinq ou six granulations sous-péricardiques de la face antérieure du cœur. Cet organe n'a également présenté aucune altération dans les autres observations de méningite que j'ai sous les yeux.

§ XXXVIII.

Dans l'analyse que je viens de faire des lésions trouvées dans les autres organes que l'encéphale, je ne me suis occupé que de la méningite aiguë. Quant à la méningite chronique, dont j'ai décrit plus haut les lésions caractéristiques et dont l'histoire est une partie du but de ce travail, je devrais peut-être maintenant traiter des altérations qui ont été trouvées autre part que dans le cerveau, dans huit observations de cette maladie, que j'ai pu recueillir. Je ne crois cependant pas devoir les décrire, attendu que cette méningite chronique ne s'est développée que chez des enfants qui succombaient ensuite à la dernière période de la phthisie pulmonaire ou abdominale, et que ce serait alors faire l'histoire de ces deux maladies. J'ai voulu constater seulement le fait de son développement dans ces deux circonstances, afin d'établir plus tard les rapports qui les unissent l'une à l'autre.

CONCLUSIONS.

§ XXXIX.

Telles sont les altérations nombreuses qui peuvent se rencontrer à l'autopsie des enfants qui succombent à l'ensemble de symptômes qui constituent la méningite aiguë, ou à la dernière période de la phthisie, en présentant les lésions anatomiques de la méningite chronique : nous résumerons sous forme de propositions les conclusions qui peuvent se déduire de la description que j'en ai faite.

1º Aucune lésion n'existe à l'autopsie dans le cerveau ou ses membranes, et, cependant, tous les symptômes de la méningite aiguë peuvent s'être développés, et l'enfant y succomber. Si les symptômes n'étaient pas identiques, ou si des travaux ultérieurs, les faisant mieux connaître et apprécier, conduisent à établir une classification des variétés qui s'observent dans la méningite des enfants, on devra considérer les cas, rares il est vrai, dont je parle ici, comme constituant une première espèce dans cette maladie.

2º Il existe seulement dans la pie-mère quelques corpuscules blanchâtres, quelques granulations ; et encore également tous les symptômes de la méningite aiguë se sont développés et la mort est arrivée. Cette variété, dans la supposition que je faisais tout-à-l'heure, devrait constituer une deuxième espèce. La troisième serait caractérisée par les lésions phlegmasiques que nous avons étudiées dans la pie-mère.

3º Ces granulations sont de nature tuberculeuse, je pense l'avoir suffisamment prouvé plus haut. J'ajouterai que M. N. Guillot, à qui j'ai communiqué cette opinion, ne partage pas cet avis, attendu, dit-il, qu'il n'a pas vu se développer autour de ces produits morbides les vaisseaux de nouvelle formation qu'il a découverts autour des tubercules véritables.

4º L'injection vive de la pie-mère, ou son infiltration

par de la sérosité claire, transparente, sont des caractères de peu de valeur, puisque, se trouvant également chez des enfants qui ont succombé à d'autres maladies, ils n'indiquent autre chose qu'une congestion sanguine ou séreuse générale des organes contenus dans la cavité du crâne.

5° Les diverses altérations de la pie-mère, variables en intensité et en nature, telles que l'épaississement rouge de cette membrane, son épaississement grisâtre ou blanc jaunâtre (passage de l'état précédent à la suppuration), son infiltration par de la sérosité trouble, du pus, des fausses membranes, constituent les caractères anatomiques qui indiquent la phlegmasie aiguë du tissu sous-arachnoïdien.

6° Les lésions précédentes peuvent exister seules, sans autres altérations dans l'économie. Elles caractérisent alors la méningite aiguë franchement inflammatoire, rare dans le jeune âge.

7° Si ces mêmes lésions existent en même temps que des granulations de la pie-mère, quelquefois que, des tubercules cérébraux, et toujours des tubercules à des états divers dans les autres organes de l'économie, elles constituent les caractères anatomiques de la méningite tuberculeuse aiguë, qui est de beaucoup la plus fréquente chez les enfants de deux à quinze ans;

8° Les différences sous le rapport des lésions trouvées à l'autopsie furent donc très-grandes. Cependant, dans ces cas divers, les symptômes, comme nous le verrons plus bas, furent toujours à peu près les mêmes, et le résultat constant presque nécessaire, la mort.

9° Les granulations de la pie-mère peuvent se trouver à l'autopsie d'enfants phthisiques, sans qu'aucun symptôme soit venu les révéler pendant la vie; elles peuvent être alors parfaitement bien comparées aux granulations sous-péritonéales et sous-pleurales, qui ont été beaucoup mieux étudiées et qui sont beaucoup plus fréquentes.

10. En même temps que ces granulations et quel-

quefois que des tubercules du cerveau, on trouve dans certains cas des indurations, des altérations diverses, souvent très-étendues, de la pie-mère. Ces lésions constituent les caractères anatomiques de la méningite chronique.

11° Ces derniers cas, la plupart du temps, ne s'annoncent par aucun symptôme; quelquefois cependant des phénomènes nerveux peu intenses, encore mal définis, en marquent pendant la vie le développement : nous chercherons plus tard à les apprécier.

12° De telles lésions ont pu quelquefois déterminer autour d'elles des altérations spéciales; telles sont le ramollissement plus ou moins étendu de la pulpe cérébrale, et l'apoplexie dont j'ai cité un cas.

13° L'épanchement dans les ventricules est une lésion sur la valeur de laquelle l'état peu avancé de la science à cet égard ne permet pas de se prononcer : des recherches ultérieures éclaireront peut-être un jour ce sujet.

§ XI.

Que de contradictions, que de singularités dans l'ensemble de ces faits et dans les conclusions qui en découlent! D'un côté, appareil formidable de symptômes et mort, nulle lésion à l'autopsie; d'un autre côté, nuls phénomènes caractérisés pendant la vie, et cependant, à l'autopsie de ces enfants phthisiques, on trouve de fortes altérations dans la pie-mère. Comment concilier, comment expliquer tout cela? Il semble véritablement qu'en étudiant les maladies dont peuvent être affectés les enfants de deux à quinze ans, on doive s'attendre, à chaque pas, à chaque instant, à rencontrer des faits qui se trouvent en opposition avec ceux qu'on observe chez les adultes, des faits souvent inexplicables, et qui paraissent détruire toutes les idées pathologiques que l'observation, dans les grands hôpitaux, aurait pu donner. Cependant, tout en pensant que leur explication complète est impossible dans l'état actuel de la science, voici une hypothèse que j'avais imaginée pour concevoir des faits si dissemblables. J'avoue que j'y tiens peu, laissant au lecteur le soin de l'apprécier à sa juste valeur.

§ XLI.

C'est un fait bien connu maintenant et hors de toute contestation, que, chez les enfants de deux à douze ou quinze ans, les tubercules tendent à se généraliser avec beaucoup plus de facilité que chez les adultes, et ces produits morbides se montrent alors dans différents points de l'organisme. Or, pour cette raison, on peut admettre qu'à cet âge, d'après des constitutions, des causes spéciales, ou sous des influences externes ou internes que je chercherai à apprécier plus tard, les tubercules, sous leurs diverses formes, tendent à se produire dans le cerveau où ses membranes.

Mais, de même que dans les poumons, les plèvres, le péritoine, les ganglions bronchiques, la production des tubercules est quelquefois tout à fait latente, on conçoit tout aussi bien que, dans le cerveau et la pie-mère, les granulations méningées et les tubercules puissent se développer lentement et sans aucun symptôme; plus tard, il est vrai, sans causes connues ou sous l'influence de causes appréciables, ces phénomènes pourront se manifester.

Pendant que ces produits accidentels prennent naissance, ou bien après, des lésions phlegmasiques peuvent se développer autour d'eux ou à une certaine distance. Ces altérations marchent-elles lentement, aucun symptôme ne les décèle; on explique ainsi les épaississements, les indurations, etc., etc., de la pie-mère, que j'ai trouvés plusieurs fois avec ces conditions chez des enfants phthisiques. Si on ne veut pas invoquer seulement la lenteur de leur développement, pour expliquer l'absence de symptômes, il faudra admettre des causes spéciales et des conditions qui nous sont encore inconnues et qui sont inappréciables pour nous. Ne peut-on pas d'ailleurs leur comparer ces faits si nombreux et si analogues, que nous avons tous les jours sous les yeux, de pleurésies, de péritonites chroniques, se développant sans qu'aucun signe vienne les révéler?

Comment expliquer maintenant certains faits dont j'ai parlé plus haut, tels que ceux à l'autopsie desquels il n'a été trouvé aucune lésion ? Ils sont inexplicables. On pourrait peut-être admettre, en s'appuyant sur la proposition suivante que je démontrerai plus bas, savoir, que la méningite se développe non pas seulement chez des enfants phthisiques, mais encore sous l'influence des causes externes ou internes qui détermineraient la production des tubercules, que l'apparition des symptômes est due seulement à la tendance du cerveau et de ses membranes à se tuberculiser.

Si on ne trouve, à l'autopsie, que des granulations, et que les symptômes de la méningite aiguë se soient régulièrement développés, il faudrait faire la même supposition, et admettre que cette tendance à la tuberculisation a déjà commencé à se manifester par la production de quelques granulations; ou bien que ces symptômes sont dus à des conditions spéciales aux enfants, inconnues pour nous, telles que leur irritabilité, leur constitution, leur idiosyncrasie, ou encore à l'irritation déterminée dans le cerveau par la présence et le contact des granulations méningées.

Peut-être enfin, les lésions, causes du développement des symptômes, existant pendant la vie, ont-elles disparu après la mort. Je m'arrête, car tout ceci n'est qu'hypothèse, et le champ en est tellement vaste, que ce serait perdre le temps que de les développer; il suffit que les faits soient constatés et évidents, leur explication viendra peut-être plus tard.

Je terminerai en disant que le cas le plus ordinaire

et le plus fréquent est celui où les symptômes de la méningite ne se manifestent, et les enfants ne succombent
que lorsque des altérations phlegmasiques de nature et
d'intensité très-diverses se développent dans la pie-mère,
autour des granulations et des tubercules, ou même
sans ces produits morbides; alors, il est vrai, leur marche est aiguë.

CHAPITRE II.

§ Ier.

LES causes qui peuvent amener la maladie dont nous
nous occupons maintenant sont de la plus haute importance à étudier, car cet état morbide est tellement
grave et si fréquemment mortel, que c'est seulement
en connaissant les conditions qui président à son développement que l'on peut espérer prévenir ses redouta-
bles symptômes. En effet, une fois que cette maladie a
débuté, une fois que les premiers symptômes se sont développés, il est fort douteux que les moyens thérapeutiques, quels qu'ils soient, puissent avoir la moindre influence sur la guérison ; aussi les exemples de terminaison
heureuse de cette maladie sont-ils rares et cités comme
des cas exceptionnels. La connaissance de ses causes
peut-elle faire espérer qu'on trouvera les moyens de
combattre la maladie? Non pas toujours; car si, par
exemple, on peut assigner à la méningite une cause directe, une cause occasionnelle, sous l'influence de laquelle elle s'est immédiatement ou presque immédiatement developpée, il en résulte bien peu d'utilité pour la
thérapeutique. Ou cette cause est connue à une époque

où l'apparition des symptômes de la méningite rendrait
inutiles les moyens employés contre elle, ou bien cette
cause directe ne présente aucune indication spéciale; à
quels moyens thérapeutiques serait-on conduit, par
exemple, en sachant que la méningite s'est développée
à la suite de l'impression d'un soleil ardent, d'un refroidissement, d'une émotion morale vive? évidemment à
aucune indication. Il est une autre série de causes qui ont
une bien autre influence, ce sont les causes prédisposantes,
ou plutôt les conditions générales, qui, à une époque antécédente, plus ou moins éloignée du développement des
symptômes de la méningite, exercent une telle influence
sur l'organisme, que cette maladie plus tard se développe spontanément, ou sous l'influence de causes occasionnelles. Nous démontrerons plus bas que, dans le plus
grand nombre de cas, la méningite des enfants se développe ou chez des sujets tuberculeux, ou sous l'influence
des causes qui peuvent déterminer la tuberculisation.
J'insiste sur ce dernier point, car autrement, faire l'histoire de ces influences, ce serait étudier exclusivement
les causes de la phthisie chez les enfants.

A cet âge, les causes de l'un et de l'autre ordre sont
bien souvent externes, et les influences atmosphériques
et hygiéniques ont, comme nous le démontrerons, une
large part dans le développement, même rapide, ou des
symptômes de la phthisie, ou de ceux de la méningite tuberculeuse. Si donc il est possible de noter et de constater ces diverses espèces de causes, je pense qu'on
pourra alors essayer de modifier ces conditions extérieures, ces conditions hygiéniques, par des moyens convenables, et espérer alors, en les faisant disparaître en
totalité ou en partie, prévenir le développement de
l'une et l'autre de ces maladies, dont les causes ont tant
de rapports entre elles.

D'un autre côté, on sait que les classes pauvres, les
classes ouvrières, sont celles chez lesquelles on observe
le plus de méningites, et que, dans cette partie de la po-
pulation, il est une foule de raisons qui empêchent ces

circonstances extérieures d'être modifiées : ce sont ces considérations qui m'engagent à approfondir ce sujet, car il est de la plus haute utilité de signaler ces causes générales, afin de les éviter ou de les combattre lorsque cela sera possible. Du reste, l'histoire des causes de la méningite, comprise dans ce sens, ayant été négligée par les auteurs, c'est une raison de plus pour m'engager à les développer.

§ II. *Des causes directes immédiates ou occasion-nelles.*

En essayant de chercher les causes sous l'influence desquelles la méningite se développe immédiatement et qui agissent d'une manière analogue, par exemple, au refroidissement dans la production d'un certain nombre de pneumonies et de pleurésies, on trouve bien peu de chose, et on constate que les causes occasionnelles n'existent pas la plupart du temps pour cette maladie, ou bien qu'elles échappent à nos moyens d'investigation. J'ai interrogé avec le plus grand soin les parents des enfants qui étaient amenés à l'hôpital, et jamais nous n'avons pu constater une cause de cette nature. Une seule fois, la mère attribua la maladie de son enfant, âgé de trois ans et demi, à une vive frayeur; cela est possible, et on conçoit d'ailleurs l'action de cette cause chez une petite fille prédisposée à la méningite par l'état général de son économie. Mais dans tous les autres cas, et malgré l'attachement que la plupart des mères témoignaient pour leurs enfants, et le soin qu'elles prenaient de me rendre un compte exact des premiers symptômes, même les plus légers, je n'ai pu jamais constater d'autres causes directes. On ne nous dit jamais, par exemple, que l'enfant se fût exposé pendant un certain temps à l'impression d'un soleil ardent, circonstance notée par les auteurs comme cause fréquente de la méningite. Je dirai la même chose des autres causes assignées à cette maladie, sans vouloir cependant trop généraliser cette conséquence; je constate seulement qu'aucune cause directe n'a été notée dans les observations que je possède.

§ III. *Des causes prédisposantes ou éloignées.*

Il en sera tout autrement pour cet ordre de causes qui agissent sur l'économie entière, et qui la modifient de telle manière, qu'à une certaine époque, la méningite se produit. Ici leur influence est évidente, et nous les rattacherons toutes à ces deux résultats, que la méningite, la plupart du temps, se développe ou chez des enfants phthisiques, ou sous l'influence de causes qui détermineraient la tuberculisation. Étudions donc avec soin toutes ces conditions.

Ages.

Parmi tous les jeunes sujets de deux à quinze ans admis à l'Hôpital des Enfants, il n'est pas un âge auquel plutôt qu'à un autre, se développent la méningite aiguë et les lésions cérébrales que nous avons décrites comme constituant la méningite chronique. On peut dire cependant qu'à partir de dix, onze et douze ans, cette maladie devient de plus en plus rare.

Ages dans 30 cas de méningite aiguë recueillis pendant l'année 1837.

Age.	Nombre de cas.	Age.	Nombre de cas.
2 ans	2	7 ans	2
3 ans	6	8 ans	1
4 ans	5	10 ans	2
5 ans	6	11 ans	2
6 ans	3	15 ans	1

L'âge moyen, dans ces trente cas de méningite, en faisant abstraction de quelques fractions, de quelques mois, est six ans huit mois pour la méningite aiguë, et c'est de trois à six ans que cette maladie se développe le plus fréquemment. Les cas de lésions cérébrales tu-

berculeuses et de méningite chronique développée autour ont été ainsi répartis :

Age.	Nombre de cas.	Age.	Nombre de cas.
3 ans	3	7 ans	2
4 ans	2	8 ans	3
6 ans	3	9 ans	2

L'âge moyen est à peu près le même dans cette série,
c'est six ans trois mois. Si je compare maintenant cet âge
moyen à celui des phthisiques observées dans la salle des
filles pendant les six mois d'été de 1837, je trouve que,
dans ces dernières, l'âge moyen a été de six ans dix
mois. Tous ces nombres diffèrent bien peu entre eux,
et confirment l'idée que j'avais émise en commençant.
La conclusion naturelle est que l'âge moyen auquel se
développe la méningite aiguë et chronique chez les enfants est à peu près le même que celui auquel se développe la phthisie. M. Green, dans un mémoire inséré
en entier dans un journal allemand, et en partie dans la
Gazette médicale (année 1837), est arrivé à conclure
que, dans un grand nombre de cas de méningites recueillis dans divers auteurs, l'âge moyen était entre cinq
et sept ans, nombre qui diffère peu de celui auquel je
suis arrivé.

§ IV. *Fréquence.*

La méningite n'est pas très-rare chez les enfants; en
voici la preuve. Du 1ᵉʳ avril au 1ᵉʳ octobre 1837, il est
entré quatre cents malades à peu près dans les salles de
filles de l'Hôpital des Enfants, cent trente-trois y sont
mortes; sur ces cent trente-trois, je trouve dix-sept
méningites, et huit cas de lésions cérébrales tuberculeuses ou de méningites chroniques sur quarante-deux
phthisiques qui sont mortes à la dernière période de leur
maladie.

Retranchant donc ces cinquante-neuf cas du nombre
total cent trente-trois, il reste soixante-quatorze enfants

qui ont succombé à des maladies diverses, fièvres érupticies, pneumonies, etc., etc. Sur ces soixante-quatorze, trente-huit présentaient des tubercules à des degrés très-divers, et, par conséquent, sur cent trente-trois enfants morts, il n'y en avait que trente-six qui n'eussent pas de tubercules dans un point quelconque de l'économie. Chez les quatre-vingt-seize qui en présentaient, je rencontrai seize fois une méningite tuberculeuse aiguë, et huit fois des lésions cérébrales chroniques : d'où il résulte en définitive que le cinquième des enfants phthisiques succombe à des maladies cérébrales dues à l'influence des tubercules.

Ces proportions, tant pour les affections cérébrales que pour la phthisie, sont très-fortes, et diffèrent totalement des rapports et des nombres auxquels a conduit l'observation des adultes. Cependant, pour l'année 1837, la fréquence des méningites a été plus grande qu'elle ne l'est ordinairement; peut-être, est-ce dû à ce que la grippe, qui a sévi au commencement de l'année, et la rougeole un peu plus tard, ont été les causes occasionnelles du développement d'un grand nombre de phthisies. Cela est probable, mais je n'oserais l'affirmer.

Quant au nombre total de méningites observées dans tout le courant de l'année 1837 à l'Hôpital des Enfants, il y a eu trente cas de méningite aiguë et quinze cas de lésions cérébrales chroniques.

§ V. Sexes.

Sur les trente cas de méningite dont je parlais tout à l'heure, vingt ont été observés chez des filles, et dix chez des garçons; la différence est grande : quant aux lésions chroniques de la pie-mère, neuf fois chez des filles, six chez des des garçons.

Ces différences sont-elles dues pour cette année-là au hasard, je ne le pense pas; car plusieurs auteurs, regardent également la méningite comme plus fréquente chez les filles. D'un autre côté, M. Green, dans les tableaux statistiques qu'il a faits sur cette maladie, et raisonnant sur un nombre considérable de faits, est arrivé à conclure qu'elle se montrait avec une égale fréquence dans les deux sexes; c'est une question que l'avenir seul, et des faits bien observés, bien comptés, décideront.

Saisons.

Le printemps et le commencement de l'été paraissent favoriser le développement de la maladie dont nous nous occupons. Voici comment ont été répartis les quarante-cinq cas de méningite aiguë et chronique :

Janvier......1 Avril.......11 Juillet......5 Octobre.....2
Février.....3 Mai........5 Août.......1 Novembre...4
Mars.......5 Juin........6 Septembre ..1 Décembre...1

Ou bien, selon les saisons :

> 9 dans les 3 premiers mois ;
> 22 dans les 3 seconds ;
> 7 dans les 3 suivants ;
> 7 dans les 3 derniers.

Les relevés que donne M. Green, d'après les observations de MM. Rufz, Senn, Ghérard et Dugès, conduisent à des résultats à peu près analogues, il y a eu :

> 6 cas de méningite en hiver ;
> 23 au printemps ;
> 26 en été ;
> 8 en automne.

Je dois dire qu'il ne s'agit ici que de méningite ou hydrocéphale aiguë, tandis que j'ai réuni plus haut la méningite aiguë et chronique ; mais, en décomposant les deux ordres de faits, on arrive aux mêmes conclusions.

§ VI. *Habitation. — Aération. — Nourriture.*

Nous trouvons dans ces conditions plusieurs des causes nombreuses qui influent sur la production de la méningite, ou des lésions chroniques de la pie-mère.

On peut d'abord établir en général, et je ne puis raison-
ner que sur celle-là, que la classe qui envoie ses enfants
à l'hôpital est une des plus malheureuses de Paris ; ce
sont des artisans peu fortunés, des portiers, des gens
qui souvent ont à peine un asile ; tous ceux enfin qui
n'ont pas le moyen de soigner leurs enfants. D'ailleurs,
ils ne les amènent souvent que lorsque la maladie déjà
avancée ne peut plus guère être combattue par aucun
agent thérapeutique, et alors qu'ils ont épuisé leurs res-
sources pécuniaires.

On peut établir, d'après les renseignements que l'on
tire des parents, soit en les interrogeant avec soin, soit
en allant, comme je l'ai fait, les visiter dans leur demeure, que, la plupart du temps, ces trois conditions, si
essentielles à la bonne constitution, à la bonne santé des
enfants, se rencontrent rarement. Une des causes les
plus fréquentes et le plus à regretter, c'est l'habitation de
plusieurs individus, de toute une famille dans une même
chambre souvent étroite, condition qui, comme l'a parfaitement démontré M. Baudelocque, est si fréquemment
l'occasion du développement des scrofules. A ces causes
viennent se joindre la mauvaise disposition, la petitesse, le
manque d'air, dans ces chambres où ils sont entassés, et
l'alimentation mauvaise et peu substantielle que les parents
prennent et donnent à leurs enfants. Je ne développerai pas
ce sujet davantage, j'ai voulu montrer seulement que, tout
aussi bien que dans la tuberculisation du poumon et du
mésentère, ces causes hygiéniques exercent une influence
puissante sur la production de la méningite. Les observateurs placés à l'Hôpital des enfants éprouvent souvent
de grandes difficultés à apprécier ces diverses circonstances ; c'est qu'en effet les parents évitent d'en parler,
les cachent souvent, ou disent même qu'ils jouissent
d'une certaine aisance, et que leurs enfants ont toujours
été bien traités.

J'ai été moi-même les visiter, et j'ai pu fréquemment
m'assurer que toutes ces conditions d'insalubrité existaient, bien qu'ils les aient niées ; dans d'autres circons-

tances, ces causes étaient tellement évidentes, qu'ils les avouaient eux-mêmes et qu'ils attribuaient la maladie à ces mauvaises conditions hygiéniques. Ainsi, sur quarante-cinq cas de diverses espèces de méningite aiguë et chronique, observés à l'hôpital pendant l'année 1837, sept fois les parents attribuèrent exclusivement la maladie de leurs enfants à l'insalubrité de leur demeure, à leur mauvaise alimentation, et une fois aux mauvais traitements et aux privations qu'une nourrice avait fait éprouver à une petite fille. On ne peut donc nier l'influence de toutes ces conditions. La méningite est beaucoup plus fréquente dans les classes pauvres, sans toutefois leur être exclusive, car on en observe également dans les classes aisées de la société. C'est qu'en effet, indépendamment de ces causes hygiéniques, et tout en leur accordant une grande valeur, il y en a d'autres qu'il faut invoquer, telles sont l'hérédité, les constitutions, les maladies antérieures. Il me suffisait d'en signaler l'importance; plus tard j'essayerai de faire voir quel parti on peut en tirer dans la prophylaxie de la méningite.

§ VII. *Hérédité.*

Il faut distinguer ici deux choses : 1° l'hérédité des maladies cérébrales. Dans toutes les observations que j'ai sous les yeux, elle n'a été signalée qu'une seule fois, le père et deux de ses autres enfants étaient morts de maladies convulsives; dans trois autres cas, les frères ou sœurs des jeunes sujets morts dans nos salles avaient antérieurement succombé à des affections analogues. 2° L'hérédité de la phthisie. C'est autre chose, et on peut voir par les résultats suivants qu'elle exerce une influence comme cause de l'hydrocéphale aiguë : sur dix-sept cas de méningite aiguë, sept fois les enfants étaient nés de pères ou de mères phthisiques. Sur dix autres cas, trois fois il en fut ainsi.

Sur huit cas de méningite chronique ou de lésions

cérébrales anciennes, toutes trouvées chez des enfants arrivés à un degré très-avancé de la phthisie pulmonaire, quatre étaient nés de parents phthisiques.

L'hérédité a donc une certaine influence dans la production de cette maladie, et je suis porté à croire que, dans les classes aisées, elle est une des causes qui favorisent le développement de la méningite : deux fois j'ai vu en ville des enfants succomber à cette affection, et le père de l'un d'eux, la mère de l'autre, étaient tuberculeux.

§ VIII. *Constitutions. — Tempéraments.*

Leur influence est incontestable. Si on examine l'état des jeunes malades amenés à l'Hôpital des enfants et affectés de méningite, on reconnaît dans presque tous le cachet de la faiblesse, de la débilité, du tempérament lymphatique, les yeux bleus, les cheveux blonds, la peau fine, délicate. Aussi, en écoutant ce que disaient les parents, on voyait que la santé des enfants avait été habituellement faible, délicate; qu'ils avaient été élevés avec difficulté et sujets à diverses maladies. Quelquefois on trouvait que leur tempérament était plus altéré; qu'ils étaient scrofuleux, affectés d'ophthalmies anciennes, d'affections chroniques de la peau, de teignes rebelles, qu'aucune médication n'avait pu faire disparaître, et qui étaient en général liées à une constitution détériorée, épuisée.

Sur 18 cas je trouve 3 enfants scrofuleux ;
                       1 rachitique ;
                       6 d'un tempérament lymphathique très-caractérisé.
                       3 affectés de maladies chroniques de la peau, de teigne, d'ophthalmies.
Sur 10 autres cas de méningite aiguë,
    4 d'un tempérament lymphatique ;
    1 dartreux;
    1 teigneux.

Enfin sur   8 cas de méningite chronique, ou de lésions céré-
                 brales tuberculeuses,
            4 étaient d'une santé habituellement faible, délicate;
            2 scrofuleux au plus haut degré.

La constitution, les tempéraments, viennent donc
joindre leur influence aux causes précédemment étudiées,
soit que ces états divers de l'organisme puissent être re-
gardés comme une conséquence des causes hygiéniques
antécédentes, soit qu'ils résultent de la disposition et de
l'état naturel des individus.

Or, ces constitutions faibles, débiles, se rencontrant
fréquemment, et tout aussi bien dans les classes aisées,
peuvent, soit seules, soit en se joignant à l'hérédité, être
considérées comme exerçant une certaine influence sur
la production de la méningite.

MALADIES ANTÉRIEURES.

Depuis quelque temps on a insisté, et on a dit avec
beaucoup de raison qu'il fallait examiner avec plus de
soin qu'on ne l'avait fait jusqu'alors les maladies antérieures; c'est que, en effet, elles amènent de grands changements dans la constitution, le tempérament, l'idiosyncrasie et la disposition générale des individus. Or,
chez les enfants qui se tuberculisent, il faut attribuer
une large part aux maladies antécédentes dans la production de la phthisie. Ce n'est pas ici le lieu de le démontrer; mais nous examinerons si dans la méningite il
n'y a pas quelque chose d'analogue.

1º *Pneumonie.*

Je n'ai pas d'exemple que l'on puisse faire remonter
le début plus ou moins éloigné de la méningite à cette
maladie; mais nul doute qu'elle ne puisse exercer quelque influence. En effet, chez les enfants que l'hérédité,
la constitution, les conditions hygiéniques prédisposent,
la pneumonie est souvent la cause occasionnelle du dé-

veloppement des tubercules pulmonaires. Or, par là elle a une influence indirecte sur la production de la méningite.

On peut en rapprocher la grippe, qui a sévi au commencement de l'année 1837. Cette maladie, par la congestion qu'elle déterminait vers les organes respiratoires, a pu sans doute agir dans le même sens que la pneumonie et hâter le développement de l'affection cérébrale. Sur dix-sept observations de méningite aiguë, j'ai vu deux fois que les parents faisaient remonter à l'invasion de cette épidémie le développement des premiers symptômes, tels que la toux, l'amaigrissement. Dans les huit observations de phthisiques, chez lesquels j'ai trouvé des lésions cérébrales chroniques, quatre fois, le début des symptômes de la phthisie, sous l'influence desquels elles s'étaient développées, remontait évidemment à la grippe, et un cinquième à une bronchite intense.

2° *Rougeole.*

Elle peut agir en ce sens qu'elle favorise la disposition tuberculeuse générale, et on peut concevoir qu'il en soit ainsi, soit par la congestion qu'elle détermine vers les organes respiratoires, soit parce que cette maladie étant générale, exerce sur l'économie une influence qui l'épuise, l'affaiblit, et peut amener la phthisie chez des individus qui y sont prédisposés.

Il est du reste démontré que fréquemment, à la suite de la rougeole, des fièvres éruptives, il existe un affaiblissement de l'organisme sous l'influence duquel des maladies diverses peuvent prendre naissance : telles sont l'anasarque, la gangrène de la bouche, le purpura hémorrhagica. Quant à son influence sur le développement de la phthisie chez les enfants, c'est un fait que des observations multipliées ont mis hors de toute contestation.

Sur dix-sept cas de méningite aiguë, trois fois on a fait remonter les premiers symptômes, la toux, l'amaigrissement, à la rougeole ; et, sur une série de dix autres observations, deux fois.

§ IX. *Phthisie.*

La phthisie, la production des tubercules dans divers points de l'économie, est la cause, non pas exclusive, mais la plus générale sous l'influence de laquelle se développe la méningite des enfants. Je l'ai déjà dit, peu importe que cette maladie commence, soit plus avancée ou le soit beaucoup, il suffit que les causes nombreuses que nous avons étudiées aient agi sur l'économie, pour que spontanément, à une certaine époque, ou sous l'influence de causes occasionnelles que la plupart du temps nous ne pouvons apprécier, la méningite se développe. En effet, la disposition à la phthisie existant, plusieurs choses peuvent arriver :

1° Quelques tubercules existent à peine dans les poumons ou l'abdomen, et cependant la tuberculisation se manifeste promptement du côté de l'encéphale ;

2° La résistance des enfants est plus grande où sous l'influence de causes inappréciables, la tuberculisation de l'économie marche, et ce n'est que plus tard que se développe celle de l'encéphale ;

3° Enfin la méningite n'arrive que plus tard encore, alors que l'économie est envahie de tous côtés par les tubercules, et les symptômes nerveux ne font qu'avancer de peu de temps la mort des jeunes malades.

Voici les rapports qui existaient dans nos observations : sur trente cas de méningite, deux fois seulement les granulations manquèrent dans la pie-mère, mais aussi il n'y avait pas un seul tubercule dans toute l'économie. On pourrait donc rayer ces deux cas de la classe des méningites tuberculeuses, à moins qu'on ne veuille invoquer la constitution faible, débile, lymphatique, que présentaient les deux jeunes sujets.

Les vingt-huit cas restants ont été ainsi répartis : dans onze, la phthisie pulmonaire ou abdominale commençait à peine ; il n'y avait que quelques granulations ou quelques tubercules isolés dans ces deux cavités. Dans neuf autres cas, la phthisie était plus avancée ;

enfin, dans les huit derniers, les enfants étaient phthisiques au plus haut degré, et la terminaison fatale aurait sans doute peu tardé à arriver.

Je m'arrête ici, et ces influences sont, je l'espère,
suffisamment démontrées : peut-être y suis-je revenu un
peu trop souvent; mais c'est un sujet qui, légèrement
indiqué par les auteurs, est trop important sous le rapport des conséquences thérapeutiques qu'on peut en tirer,
pour que je ne l'aie pas développé. Nous verrons, en
parlant du traitement, quel parti on peut en tirer.

CHAPITRE III.

SYMPTOMES DE LA MÉNINGITE AIGUE.

§ Ier.

Les symptômes de la méningite sont en général assez bien connus, et les auteurs qui ont écrit sur cette maladie se sont surtout attachés à développer leur histoire. Bien qu'il soit difficile de présenter quelque chose de nouveau à cet égard, j'essayerai cependant de mieux préciser quelques-uns d'entre eux, et de montrer leur valeur, leur importance et les rapports qu'ils peuvent avoir, soit entre eux, soit avec les lésions encéphaliques. Du reste, comme l'étude que j'en ai faite est le résultat d'une observation attentive, je pense qu'elle ne sera cependant pas sans intérêt.

Dans la description d'une maladie, l'usage est d'en tracer d'abord un tableau général; malgré la difficulté qui se présente ici pour une affection dont les caractères sont souvent si différents, voici ce que je dirai :

La méningite débute tantôt au milieu d'une santé parfaite, ou du moins qui le paraît, bien que les enfants soient déjà tuberculeux, tantôt au milieu des symptômes de la phthisie pulmonaire qui datent déjà d'une certaine époque ; les enfants présentent alors avant le début un peu de toux, un peu de dyspnée, de l'amaigrissement. Dans d'autres cas enfin, c'est au milieu d'une phthisie confirmée et presque arrivée à sa dernière periode que les symptômes de la méningite se développent.

Les phénomènes qui en signalent le début sont la céphalalgie, dont le siége et l'intensité peuvent varier, un peu de somnolence, quelquefois certains changements dans le moral, le caractère des enfants; des vomissements, de la constipation, de la lenteur et de l'irrégularité dans le pouls. La durée de cette période varie beaucoup; quelquefois courte, elle peut se prolonger et durer six, huit, dix et même douze jours. Il est rare qu'elle manque complétement; on observe presque toujours des phénomènes peu caractérisés, peu sensibles, il est vrai, mais qui, bien que légers, en dénotent l'existence. C'est un peu de céphalalgie, de somnolence, un ou deux vomissements; puis des symptômes plus graves se développent ensuite. A cette première période en succède en général une seconde, caractérisée par des phénomènes, des symptômes d'irritation encéphalique; les vomissements cessent, mais la constipation, la céphalalgie persistent, le délire se déclare, puis l'agitation, les cris, les convulsions et les phénomènes qui en dérivent, tels que les contractures, les soubresauts de tendons, etc. Cette seconde période peut manquer, elle n'existe pas nécessairement dans la méningite; souvent incomplète, tantôt plus ou moins bien caractérisée, il est rare que la mort survienne pendant sa durée. Dans les cas où elle manque, on voit souvent la somnolence du début devenir de plus en plus profonde, et se changer en coma, sans qu'il y ait eu ni délire, ni agitation, ni convulsions, ni cris.

La troisième période est caractérisée par des phénomènes de coma, de collapsus; les sens s'engourdissent, la sensibilité générale diminue, les membres sont dans la résolution, l'intelligence anéantie; pendant son existence, il se montre presque toujours en même temps quelques phénomènes convulsifs, tels que des contractures, des convulsions par secousses dans les membres, des cris, qui cependant ne font pas sortir les petits malades de l'anéantissement profond dans lequel ils sont plongés; enfin, au bout d'un temps variable, en général assez court, la mort arrive, soit au milieu d'un coma profond, et sans qu'aucun phénomène remarquable vienne en indiquer l'instant, soit à la suite d'un accès de convulsions accompagné d'agitation et de cris, soit enfin par asphyxie, après une dyspnée croissante. C'est pendant cette troisième période que se montrent souvent quelques symptômes particuliers, dont l'apparition indique presque toujours une terminaison fatale prochaine, tels sont le mâchonnement, la carpologie. Il arrive quelquefois, rarement il est vrai, que, peu d'heures avant la mort, la connaissance semble revenir, les malades parlent, changent de position, examinent ce qui se passe autour d'eux, mais ils retombent bientôt dans un coma plus profond, au milieu duquel ils succombent. Telle n'est pas toujours la marche de la méningite, et les symptômes que nous avons signalés peuvent ou manquer, ou se présenter sous des aspects très-différents; ce sont ces caractères que nous allons essayer de développer.

§ II. *Phénomènes de début.*

Parmi les symptômes qui précèdent le début de la méningite, il en est quelques-uns dont nous ne parlerons pas ici, telles sont la toux, la dyspnée, l'amaigrissement, le dépérissement des malades, symptômes qui existent dans quelques cas et révèlent seulement la tuberculisation du poumon; mais il en est d'autres qui peuvent précéder les vomissements, la constipation, etc., etc., et qui semblent annoncer le futur début de cette maladie.

Ces symptômes sont un peu de somnolence habituelle, une céphalalgie peu intense, continue ou intermittente, quelques changements dans le caractère des jeunes sujets, changements qui consistent dans leur irritation, leur mauvaise humeur habituelle; c'est ainsi que deux fois les parents m'ont appris que leurs enfants présentaient, depuis deux ou trois mois, ou même plus, des accès irréguliers de céphalalgie, de migraine. De tels symptômes sont loin d'être toujours sensibles, toujours caractérisés, ils manquent fréquemment; mais l'époque à laquelle on amène les jeunes malades est souvent trop avancée pour qu'on puisse les observer, et l'intelligence des parents peut ne pas être frappée de ces légers changements dans la santé de leurs enfants; quelquefois cependant, si légers qu'il aient été, ils les indiquent, c'est ce qui m'a permis de les noter. Une fois, je les ai constatés chez un enfant dont j'ai pu suivre le développement de la maladie, et, dans deux autres cas, les parents m'ont assuré qu'ils les avaient observés. Le plus souvent ces phénomènes manquent, et la constipation, les vomissements, la céphalalgie, débutent au milieu d'une santé en apparence bonne.

1er ORDRE.

ALTÉRATIONS DES FONCTIONS DE LA VIE DE NUTRITION.

§ III. *État des fonctions digestives.*

Les fonctions de cet appareil sont intéressantes à étudier, soit qu'on veuille rechercher si les sympathies que l'on voit le plus souvent exister entre les fonctions cérébrales et celles du tube digestif sont mises en jeu dans la méningite, et ne s'y présentent pas avec des caractères particuliers, soit qu'on veuille examiner les complications morbides de ce système et l'influence de la maladie sur ces complications.

§ IV. *État de la langue.*

S'il est un organe qui avec le pouls ait surtout servi aux anciens pour le diagnostic des maladies, et auquel ils aient attaché une grande importance, c'est sans contredit la langue. Cependant, bien qu'on ait cherché et qu'on ait réussi à lui enlever avec raison une partie de cette importance, il n'en est pas moins certain que dans beaucoup de cas ses aspects divers révèlent souvent les altérations pathologiques et les maladies de l'estomac. Dans les affections cérébrales, il semble au premier coup d'œil que ses mouvements seuls puissent être influencés, mais en considérant les vomissements si fréquents du début de la maladie, et l'altération profonde de l'économie à sa fin, on doit prévoir que la coloration et les enduits de la langue présenteront probablement quelques changements. Il en est ainsi, du reste, dans presque toutes les maladies aiguës, bien que l'estomac ne présente que des symptômes sympathiques, ou ne soit même pas altéré dans ses fonctions.

Sous le point de vue de ces altérations, il est une remarque à faire, c'est que, la méningite débutant quelquefois chez des enfants parvenus déjà à un degré assez avancé de la phthisie, et chez lesquels les fonctions digestives peuvent être troublées antécédemment, la langue ne se trouve pas alors à ce début dans une condition normale, et cet état est indépendant de la méningite. En examinant maintenant les changements que cette maladie peut faire subir à la muqueuse de la langue, soit dans ces cas, soit dans ceux où elle a débuté au milieu d'une bonne santé, on peut établir que dans la première période, bien qu'il y ait de l'anorexie et des vomissements, aucune coloration particulière, aucun induit spécial ne la couvre; la langue peut être à l'état normal comme elle peut être rouge, blanche, ou présenter des colorations et des aspects divers. Il en est absolument de même pendant la deuxième période; seulement pendant les accès de convulsions, on voit souvent la bouche se remplir d'une salive abondante, quelquefois un peu spumeuse, dont une partie est rejetée involontairement.

Au commencement du coma, la langue ne présente rien de particulier, mais, à mesure qu'il devient plus profond et que les enfants approchent de leur fin, sa muqueuse devient rouge, visqueuse, collante, et celle de la bouche présente en général un état analogue. En même temps, les lèvres, les gencives, deviennent fuligineuses, se couvrent de croûtes minces, rougeâtres, qui se montrent quelquefois en même temps autour du nez et des yeux. Sur dix-sept cas, j'ai observé quinze fois cet état de la langue à la fin de la maladie, et sept fois j'ai vu, à l'approche de la mort, les mucosités de la bouche augmenter : c'est ce qui a eu lieu spécialement dans les cas où l'asphyxie a terminé la scène.

Quant aux mouvements de cet organe, il est impossible de constater s'ils sont altérés ; car, dès que le coma arrive, les enfants ne tirent plus la langue de leur bouche lorsqu'on le leur demande.

Soif.

Elle ne m'a paru présenter rien de remarquable : quelquefois plus forte au début, son augmentation semble plutôt en rapport avec l'état général antérieur. J'ai vu deux fois la soif être constamment très-vive, et, pendant le délire, les petites malades demander continuellement à boire. Lorsqu'ils sont dans le coma, et surtout sur la fin, on a quelquefois beaucoup de peine à faire avaler quelques gouttes de liquide aux enfants ; c'est une conséquence de l'inertie profonde dans laquelle sont tombées les fonctions du système nerveux.

La muqueuse du pharynx ne m'a présenté aucune altération qui méritât d'être notée.

§ V. Estomac. — Vomissements.

Signalés par tous les auteurs, et même les plus anciens, les vomissements ont toujours été cités comme une des preuves des sympathies qui unissaient le tube digestif au centre encéphalo-rachidien. En effet, non-seulement les vomissements existent dans la plupart des maladies du cerveau et des méninges, et quelquefois dans l'apoplexie, où ils constituent même un signe de mauvais présage, mais encore on les observe dans les simples troubles fonctionnels de cet organe, dans les céphalalgies nerveuses, les migraines, etc., etc. Il n'est dont pas étonnant qu'on les trouve aussi constamment dans la méningite; c'est en effet un des phénomènes qui se manifestent dès le début de la maladie, et qui manque le plus rarement.

Les vomissements ont existé treize fois dans dix-sept cas de méningite aiguë, et sept fois dans dix autres cas. Ils se sont montrés pendant la première période en même temps que la constipation et la céphalagie, et ont en général accompagné ces symptômes pendant toute sa durée, pour cesser à la seconde; ou, si cette période n'existait pas, lorsque la somnolence était plus marquée et se changeait en coma. Il n'en a pas toujours été ainsi, et, dans deux de ces treize cas, les vomissements ont été peu abondants, et ne se sont montrés seulement qu'au commencement de la première période. Il est rare qu'a-près être disparues ces évacuations se renouvellent en-suite; je les ai cependant vues deux fois se répéter pen-dant des accès de convulsions, et, dans un de ces deux cas, la mort survenir au milieu de mouvements con-vulsifs et de vomissements abondants de mucosités. La quantité de matières qui les *constitue* est très-variable; quant à leur nature, les vomissements sont en général formés par un liquide mucoso-bilieux, quelquefois cepen-dant par de la bile pure, ou du mucus : en général c'est le premier de ces produits qui semble dominer au com-mencement, et le second vers la fin.

Les vomissements se montrent quelquefois d'une ma-nière irrégulière; dans d'autres cas ils ne se manifestent que lorsque les petits malades ont pris quelque chose, et ils rendent alors même leur tisane. Ces évacuations ne semblent pas se lier à une altération pathologique de l'estomac; une seule fois sur dix-sept cas l'épigastre était un peu douleureux à la pression, mais cette sensa-tion était probablement due à la fatigue de cet organe et des parois abdominales; il en était sans doute de même dans les deux cas où cette douleur a été notée dans une série de dix autres observations de méningite aiguë.

Du reste, j'ai démontré le peu de fréquence du ramollissement de la muqueuse de l'estomac, qui n'est sans doute qu'un phénomène final de la maladie.

§ VI. *Abdomen.— Constipation.*

La constipation, que je ne définirai pas ici d'une manière générale, est due, dans la méningite des enfants, à la réunion de plusieurs causes dont je chercherai plus loin à apprécier la valeur et l'influence ; elle existe en général dès le début de la maladie, et se montre en même temps que la céphalalgie et les vomissements ; mais elle dure la plupart du temps jusqu'à la fin, et c'est un des phénomènes qui, en raison de sa constance, mérite le plus de fixer l'attention du praticien. Quelquefois cependant, et sans qu'on emploie d'autres moyens que les purgatifs qu'on administre ordinairement aux enfants dans la méningite, elle semble céder un peu vers la fin de la maladie, et elle est alors remplacée par une diarrhée peu abondante, involontaire. La persistance de ce symptôme est remarquable : souvent les parents nous disaient en amenant leurs enfants qu'ils étaient restés quatre, huit, dix et même douze jours sans avoir eu aucune selle, malgré l'administration répétée des lavements. Cette ténacité est plus évidente encore lorsque nous voyons l'emploi des purgatifs les plus énergiques, tels que l'huile de croton-tiglium par exemple, rester sans effet contre cette constipation. Quelquefois l'administration de ces médicaments amène une, ou deux selles, mais elles s'arrêtent, et elle revient aussi tenace, aussi opiniâtre qu'avant, pour céder de nouveau à l'emploi des purgatifs.

Deux fois j'ai vu, pendant les deux ou trois derniers jours, la diarrhée s'établir à la suite de l'emploi continué sans interruption de ces médicaments, mais elle ne détermina aucune amélioration dans la marche des symptômes.

La constipation n'existe pas dans tous les cas de méningite aiguë; sur dix-sept cas je l'ai observée treize fois; dans les quatre autres, il existait, avant le début de la maladie, une diarrhée que son développement ne suspendit pas. Les quatre enfants qui présentèrent ce phénomène pendant toute la durée de la méningite étaient tuberculeux à un haut degré, et, avant l'invasion de cette maladie, les symptômes de la phthisie pulmonaire s'étaient déja déclarés, et la diarrhée était tellement forte que l'influence puissante du développement de la méningite ne put l'arrêter et produire la constipation. Dans ces quatre cas, deux fois la muqueuse ne m'a présenté à l'autopsie aucune altération pathologique; une fois il existait un peu d'injection et quelques points de ramollissement dans les intestins grêles. Dans le quatrième cas enfin, quelques grains tuberculeux existaient sous la muqueuse intestinale, plusieurs plaques de Peyer étaient légèrement développées, et un peu d'injection sans ramollissement existait dans divers points de la muqueuse. Dans dix autres cas de méningite aiguë, la constipation exista dans tous; dans la plupart, elle fut momentanément vaincue par les purgatifs, et dans un seul la diarrhée s'établit et fut involontaire les trois derniers jours de la maladie. A l'autopsie des cas dans lesquels il y a eu constipation, je n'ai rien trouvé de constant; la quantité de matières fécales était très-variable : tantôt peu abondantes; quelquefois plus, tantôt jaunâtres, dures; d'autres fois liquides, etc., etc.

Voilà donc deux troubles fonctionnels bien remarquables du tube intestinal qui semblent tout à fait opposés l'un à l'autre : les vomissements, constituant une évacuation des substances contenues dans l'estomac, et la constipation, qui consiste au contraire dans la rétention des matières fécales dans les intestins ; et cependant ces deux symptômes se montrent presque toujours en même temps, c'est-à-dire dès le début; je pense que l'on peut, jusqu'à un certain point, se rendre compte de leur existence simultanée. L'estomac, recevant ses nerfs

en partie des pneumo-gastriques, est par là sous l'influence du cerveau; or la première période de la méningite est caractérisée par des phénomènes d'irritation; la
céphalalgie en est une preuve; on peut donc admettre
que ces nerfs transmettent à l'estomac l'excitation de laquelle résultent les vomissements. Pour expliquer la
constipation, il faut invoquer plusieurs ordres de causes:
1° dès que la maladie débute, il y a de l'anorexie, les
enfants cessent de manger; 2° les vomissements rejetant
à peu près tout ce qui est introduit dans l'estomac, il
en résulte que peu de matières passent dans les intestins
grêles, et par conséquent la quantité de matières fécales
est de beaucoup diminuée; 3° dans la première période de
la méningite, comme au début de toutes les maladies
aiguës, l'absorption est augmentée sous l'influence de
plusieurs causes, parmi lesquelles il faut ranger sans doute
les deux premiers phénomènes que nous avons signalés.
L'augmentation de la soif, la sécheresse de la peau, qui
n'est plus le siége d'aucune exhalation, sont des preuves
de cette absorption. Les mêmes effets se passent dans les
intestins, et par suite le mucus intestinal diminue de
quantité; et les parties les plus liquides du peu de matières
fécales qui restent sont absorbées; de ces effets divers résulte qu'il n'y a plus dans les intestins grêles et les gros intestins des matières en assez grande quantité ni assez
fluides pour être expulsées par les fibres musculaires de
ces organes; la constipation est l'expression de cet ensemble de causes. Qu'on admette ou non cette explication,
il n'en sera pas moins positif que les vomissements et la
constipation existent en même temps au début de la
méningite.

§ VI. *Parois abdominales.*

Un phénomène qui existe quelquefois dans la méningite aiguë, accompagne en général une constipation opiniâtre, et ne se montre le plus souvent que vers la

fin de la maladie, c'est la rétraction des parois de l'abdomen. Cette rétraction est, dans quelques cas, tellement caractérisée, qu'elles touchent presque la colonne vertébrale ; à l'autopsie, on trouve les intestins rétractés et comme ratatinés. Sur dix-sept cas, j'ai constaté six fois ce caractère, qui, dans tous, coïncidait avec la constipation ; dans dix autres cas de méningite, la rétraction a été notée quatre fois.

§ VII. *Douleurs abdominales.*

Quelquefois, dans la méningite, l'abdomen est douloureux à la pression ; mais ce signe est de peu d'importance, car il est beaucoup d'enfants qui se plaignent dès qu'on leur touche un point quelconque de la surface du corps. Sur dix-sept malades, j'ai constaté dans cinq cas l'existence de cette douleur ; dans trois, elle était très-prononcée ; les enfants étaient déjà parvenus à un degré avancé de la phthisie, et présentaient depuis un certain temps une diarrhée assez abondante ; dans les deux autres, il y avait une douleur légère à la pression, sans diarrhée.

§ VIII. *Gargouillement dans la fosse iliaque droite.*

J'ai noté trois fois ce signe dans les dix-sept observations que j'ai recueillies, et il coïncidait avec les douleurs abdominales, deux fois avec la diarrhée, une fois avec la constipation ; il était probablement accidentel, car il ne persista pas jusqu'à la fin, et ne coïncida à l'autopsie avec aucune lésion spéciale, ni dans le cœcum ni dans la partie de l'iléon située au-dessus de la valvule iléo-cœcale. Dans un de ces cas, cependant, plusieurs points de la muqueuse de la fin des intestins grêles étaient injectés, légèrement ramollis, et il existait en même temps sur l'abdomen quelques taches rosées, lenticulaires, qui disparurent au bout de trois ou quatre jours.

5.

§ IX. *Selles.*

J'ai déjà montré qu'elles présentaient des caractères très-variés, soit après l'administration des purgatifs, soit dans les cas où il y avait de la diarrhée. Les selles existaient-elles dans la première période? Les enfants, pourvu qu'ils eussent atteint l'âge de trois à quatre ans, demandaient et s'acquittaient volontairement de cette fonction; mais dès que le délire ou le coma étaient arrivés, les selles, quelle que soit leur cause, devenaient involontaires, ainsi que les urines. L'âge est aussi une des circonstances qui influent beaucoup sur l'accomplissement de cette fonction; et lorsque les enfants sont très-jeunes, comme lorsque la maladie devient grave, les selles sont involontaires. A la fin de la méningite, lorsqu'il y a de la diarrhée, les matières fécales deviennent en général verdâtres, et cette coloration peut être considérée comme le signe d'une terminaison fâcheuse assez prompte. Quelques auteurs ont signalé ce caractère des selles comme constant dans cette maladie; ils ont eu tort, car il n'existe pas toujours, et assez souvent, d'ailleurs, la constipation persiste jusqu'à la fin. J'ai constaté cinq fois ce caractère, trois fois chez des enfants qui présentaient une diarrhée chronique, et deux fois chez d'autres chez lesquels la diarrhée ne se déclara qu'à la fin de la maladie.

Urines.

J'ai rarement pu les observer, car 1° toutes mes recherches ont été faites sur des filles, et à cet égard, à l'hôpital des enfants, on ne peut toujours faire ce qu'on désire; 2° lorsqu'il y a du délire ou du coma, les urines sont involontaires et ne peuvent être recueillies. C'est du reste quelquefois seulement à cette époque que les enfants sont amenés. Dans les cas où j'ai examiné les urines, je n'y ai constaté aucune altération.

§ X. *Fonctions respiratoires.*

L'influence exercée par la méningite sur ces fonctions est moins grande et moins évidente que celle qu'elle produit sur la digestion. Avant de l'étudier, il est une remarque essentielle à faire : c'est que cette maladie, se développant chez des enfants phthisiques, ces enfants peuvent présenter, avant son invasion, de la toux et de la dyspnée, que la méningite ne fait pas cesser, et qu'on ne doit attribuer qu'à l'état antérieur du poumon. En tenant compte de cette circonstance, on peut établir qu'en général, au début de la maladie, la respiration est calme et quelquefois plus lente, mais ce n'est pas un phénomène constant. Cet état de calme peut persister jusqu'à la fin de la maladie ; la respiration ne s'accélère pas, et les petits malades expirent tranquillement sans qu'il y ait engouement des bronches ; sept fois sur dix-sept cas il en a été ainsi. Mais, dans d'autres cas, lorsque les enfants approchent de leur fin, la respiration s'accélère, elle augmente peu à peu de fréquence, les bronches s'engouent, et la mort arrive par asphyxie. Quelquefois cet engouement a lieu lentement, et met deux à trois jours à se produire avant de suffoquer le malade. Dans d'autres cas, il se développe seulement quatre, cinq ou six heures avant la mort. Dans les dix autres observations de méningite aiguë, la respiration s'est constamment accélérée vers la fin.

M. Piet a beaucoup parlé du désaccord qui régnait entre la fréquence de la respiration et celle du pouls ; je suis loin de croire que cela soit aussi fréquent, et qu'on doive lui accorder autant d'importance pour le diagnostic qu'il le pense ; je ne l'ai constaté que dans quelques cas, lorsque, vers la fin de la maladie, le pouls augmentant beaucoup de fréquence, la respiration restait calme. J'ai vu quelquefois, pendant des accès de convulsions, la respiration s'embarrasser momentanément, pour revenir ensuite à l'état normal.

§ XI. *Toux.*

Elle ne dépend évidemment que des tubercules antérieurs, ou des maladies aiguës du poumon qui peuvent
compliquer la méningite; c'est ce que j'ai vu dans trois
cas, Quant à l'influence du coma sur ce symptôme, on
voit quelquefois la toux, lorsque cet état s'est développé,
se supprimer presque complétement; elle est alors rare,
petite, peu sensible; cependant, dans un cas de complication par une bronchite intense, j'ai vu une enfant
de six ans présenter jusqu'à la fin de fortes quintes de
toux.

Je ne décrirai pas les signes que pourraient fournir
la percussion et l'auscultation; je dirai seulement qu'il
est très-important d'y avoir égard, afin de constater
l'existence des tubercules pulmonaires, ce qui n'est pas
inutile pour éclairer un diagnostic souvent obscur, surtout au début, ou pour indiquer des complications.

§ XII. *Température de la peau et sueurs.*

Il est difficile d'établir quelque chose de constant à
cet égard, et on ne peut dire que dans la première période la peau soit toujours fraîche et peu chaude; voilà
ce qui résulte de mes observations. Quelquefois la méningite débutant chez des enfants déjà phthisiques à un
degré assez avancé, et présentant presque continuellement de la chaleur à la peau et des sueurs, elle n'exerce
aucune influence sur ces symptômes qui continuent à
se montrer; c'est ce que j'ai observé deux fois. Dans
deux autres cas, la phthisie était moins avancée; les
sueurs, d'après ce qu'on me rapporta, parurent diminuer, mais la peau resta chaude. La température de la
peau peut encore êtré augmentée par d'autres causes; je
l'ai vue dans trois cas, une fois dans une complication
de bronchite intense, une autre dans une hépatisation
d'une partie du lobe inférieur de l'un des poumons, une

troisième enfin, par suite d'une pneumonie développée autour de tubercules nombreux. Dans ces sept cas, la peau resta donc chaude pendant toute la durée de la méningite; dans quatre autres, elle le fut également; un d'eux fut observé dès le début; je ne vis les trois autres qu'à une époque plus avancée. Dans les six derniers cas enfin, la peau resta presque constamment fraîche, peut-être même un peu moins chaude que dans l'état normal. Dans quatre de ces derniers, la température s'éleva vers la fin; dans les deux derniers, elle parut au contraire s'abaisser. Sur ces six cas, j'avais observé trois fois la maladie à son début. Quant aux sueurs, sauf les cas que j'ai cités, dans lesquels, abondantes antérieurement, elles parurent subir une influence de la part de la méningite, elles ont présenté tant de variété, tant d'inconstance dans leur apparition, leur durée, leur cessation, qu'on ne peut rien établir de positif à cet égard.

Du pouls.

Les résultats auxquels son étude m'a conduit sont à peu près les mêmes que ceux que M. Piet a seulement exprimés d'une manière générale dans sa thèse. En effet, le caractère du pouls n'a souvent rien de constant dans la méningite des enfants; on le trouve tantôt fréquent, tantôt lent, tantôt fort, tantôt faible, régulier, irrégulier. On peut cependant établir comme un fait général, et je le trouve dans toutes mes observations, sauf une seule, que vers la fin de la maladie, le pouls s'accélère beaucoup, devient très-petit, très-irrégulier, presque incalculable. Dans un seul cas, la peau se conserva fraîche jusqu'à la fin, et le pouls, assez régulier, battait soixante-dix fois par minute. La mort eut lieu tranquillement au milieu d'un coma profond. L'accélération du pouls n'a pas toujours lieu à la même époque, quelquefois ce n'est que vers la fin, et elle marque les dernières heures de la maladie. Dans d'autres cas, cet effet se produit lentement, progressivement, le pouls s'accélère de plus en plus, et finit par devenir extrêmement fréquent.

Le pouls resta fréquent dans trois cas de méningite développée chez des enfants phthisiques depuis un certain temps. Sur dix-sept cas, j'ai vu dix fois le pouls calme, lent, tantôt régulier, tantôt irrégulier, ne s'accélérer que vers la fin de la maladie; dans trois autres, il y eut une accélération due à la maladie aiguë compliquant la méningite. D'après ces faits, on peut dire qu'en général le pouls est fréquent et fort quand la maladie est compliquée d'une affection aiguë du poumon, ou débute chez des enfants tuberculeux à un degré avancé, tandis que, dans les autres cas, le pouls, lent, régulier ou irrégulier, ne s'accélère que vers la fin de la maladie. En général, dans les accès de convulsions, il devient fréquent, irrégulier, pour revenir ensuite à ce qu'il était auparavant. Quelquefois, cependant, c'est à la suite des premiers accès de convulsions que le pouls commence à s'accélérer et qu'il devient ensuite de plus en plus fréquent jusqu'à la fin.

La force du pouls est très-variable. En général, lorsqu'il est lent, il est peu fort ou d'une force médiocre. Je l'ai trouvé plusieurs fois résistant, vibrant; c'était surtout dans les cas où la méningite était compliquée.

§ XIII. *Injection de la face.*

C'est un caractère qui, en raison de son irrégularité, ne peut avoir de valeur. Tantôt constamment injectée, tantôt pâle pendant toute la durée de la maladie, la face présente, sous ce rapport, de grandes variétés; l'injection existe un jour, disparaît le lendemain, revient un autre. Il en est de même pendant les accès de convulsions; tantôt elle est pâle, tantôt injectée.

2ᵉ ORDRE.

Altérations des fonctions de la vie de relation.

Elles constituent les véritables symptômes de la méningite, aussi devons-nous les examiner avec soin et chercher à apprécier l'importance de chacune d'elles. Nous étudierons successivement les troubles de la sensibilité, de la myotilité et de l'intelligence.

TROUBLES DE LA SENSIBILITÉ.

§ XIV. *Sensibilité de l'organe malade, ou céphalalgie.*

La céphalalgie est un des premiers symptômes qui annoncent le début de la méningite, souvent même il précède tous les autres ; c'est ainsi que j'ai dit plus haut qu'un certain temps avant de tomber malades, les enfants étaient quelquefois sujets à des céphalalgies continues ou bien intermittentes, à des migraines ; trois fois, d'après les renseignements qui m'ont été communiqués, il en a été ainsi. Il est difficile d'estimer la valeur qu'il faut accorder à ce symptôme, car on ne peut affirmer que, s'il n'a pas été constaté plus souvent, on ne doive en attribuer la cause à l'âge peu avancé des enfants qui ne s'en plaignaient pas, ou à ce que les parents ne l'avaient pas observé. Je crois cependant qu'il ne faut pas regarder cette céphalalgie comme un simple phénomène concomitant sans rapport avec la méningite qui s'est déclarée plus tard ; c'est une question que des observations attentives et plus nombreuses pourront seules résoudre, mais sur laquelle je ne puis trop appeler l'attention. Le plus souvent la céphalalgie ne se montre qu'au début ; ne pourrait-on pas comparer ce qui se passe ici avec ce que nous voyons dans les autres organes ? En effet, dans la plupart de leurs phlegmasies aiguës, de leurs maladies, un des phénomènes qui en marquent le commencement, c'est un trouble dans la sensibilité de l'organe, c'est la douleur; puis ensuite, peu à peu, ou il revient à l'état normal, ou, la maladie continuant, ses fonctions se troublent, diminuent ou bien disparaissent. Ne voyons-nous pas ici la même chose? la céphalalgie existe au début de la maladie; c'est une exagération de la sensibilité normale qui se montre également dans beaucoup d'affections aiguës et chroniques du cerveau et des méninges. Dans la méningite, la céphalalgie est continuelle et dure jusqu'à la fin; seulement elle n'est plus perçue, car peu à peu, comme dans les autres organes, les fonctions du cerveau se troublent, diminuent ou disparaissent complétement; alors il y a délire, coma, et la mort ne tarde pas à arriver.

Quoi qu'il en soit, il n'est pas moins certain que la céphalalgie est un des symptômes les plus constants de la méningite, surtout dans la première période : sur dix-sept cas, je l'ai constatée quatorze fois; dans les trois autres, au début desquels je n'avais pas assisté il est vrai, une fois les parents, qui semblaient fort intelligents, m'assurèrent que leur fille, âgée de cinq ans et demi, ne s'était jamais plaint de céphalalgie; dans les deux autres cas, les parents l'affirmèrent beaucoup moins positivement.

Le siége de la céphalalgie est presque toujours le même; elle occupe la région frontale et temporale. J'ai vu une fois la malade se plaindre en même temps de l'occiput. Son intensité varie également; souvent vive et forte, elle est annoncée par les plaintes continuelles des enfants; d'après ce que j'ai vu, je suis porté à croire que les cris dits hydrencéphaliques doivent être en rapport avec la céphalalgie. Dans les quatorze cas où elle a été observée, quatre fois la douleur a été peu vive, et les malades s'en plaignaient peu; dans les dix autres cas, la céphalalgie, bien qu'intense, ne l'a pas toujours été au même degré.

La céphalalgie cesse, en général, d'être perçue lors du développement des symptômes nerveux; il n'en est pas cependant toujours ainsi, et les enfants peuvent encore, dans certains cas, la traduire au dehors , quelquefois même d'une manière très-vive; tantôt c'est en portant fréquemment ou en tenant presque toujours les mains à la tête, alors même qu'ils sont dans le délire ou le coma, tantôt en se frappant le front avec les mains, contre le lit, les oreillers, et faisant entendre en même temps quelques cris, dont la coïncidence m'a fait penser à les rapprocher de la céphalalgie. Sur les quatorze cas que je citais, six fois je vis les jeunes malades porter fréquemment la main à la tête, et deux fois se la frapper fortement. Les enfants très-jeunes, qui parlent à peine, ne se plaignent pas toujours de la douleur de tête, et on ne peut alors la constater que lorsqu'elle est vive, ou bien lorsqu'ils l'expriment par quelques-uns des signes que je viens d'exposer. J'ai vu cependant une petite fille fort intelligente, âgée de trois ans et demi, au début de la maladie de laquelle j'assistai, se plaindre d'un mal de tête violent. Le caractère de la céphalalgie est d'être quelquefois obtuse, d'accabler les enfants; c'est ce qu'on observe surtout lorsque la somnolence est un peu marquée dans la première période.

ORGANES DES SENS.

§ XV. *Sensibilité générale.*

Cette fonction, disséminée sur toute la surface de la peau, doit participer aux altérations de l'organe qui on est le centre, le point de départ, et les traduire au dehors par des symptômes divers; c'est en effet ce qui arrive souvent. Pour apprécier le degré de sensibilité des jeunes malades, on a peu de moyens exacts, et on est obligé de s'en rapporter à l'impression que l'on exerce sur leurs téguments en les pinçant. On estime alors leur sensibilité par le degré de malaise et de douleur exprimé par les enfants qui y sont soumis; ce mode d'examen a conduit aux résultats suivants, dans les dix-sept cas de méningite aiguë que j'ai observés.

Cinq fois la sensibilité de la peau fut conservée intacte. Dans un cas, elle fut diminuée les trois derniers jours de la maladie, mais l'enfant la recouvra le dernier.

Lorsqu'on assiste aux dernières heures qui précèdent la mort, on peut constater une diminution notable de la sensibilité cutanée. J'ai pu examiner cinq fois les jeunes malades dans cette circonstance, et j'ai vu cette diminution exister et coïncider presque toujours avec une résolution générale. Ces cas étant les seuls dans lesquels j'assistai à la fin de la maladie, je ne puis dire s'il en fut de même dans les autres; cela est probable, mais on ne peut l'affirmer. La coïncidence de ces deux derniers phénomènes annonce ainsi presque toujours une terminaison fâcheuse très-prochaine; c'est à l'observation de prouver si on peut généraliser ces résultats.

Dans les six derniers cas, j'ai constaté une fois une exaltation de la sensibilité générale qui persista jusqu'à la mort; la malade était très-agitée et se plaignait beaucoup dès qu'on la touchait. Cette exaltation est un phénomène assez inconstant dans la méningite; souvent irrégulière, se montrant un jour, disparaissant l'autre, elle n'existe quelquefois que pendant la seconde période, en même temps que le délire, l'agitation, et elle cesse ensuite.

Cinq fois enfin la sensibilité cutanée diminua notablement, mais toujours à une époque assez avancée de la maladie, et sans présenter rien de constant; existant un jour, diminuant l'autre, disparaissant pour revenir ou cesser complétement, se montrant d'un côté, de l'autre, dans un membre ou dans plusieurs, variant de degré et d'intensité, cette faculté ne disparaît en général complétement qu'aux approches de la mort. On voit, dans quelques cas, la diminution de sensibilité se développer lentement avec le coma, et augmenter progressivement jusqu'à la fin.

Quelquefois elle accompagne les convulsions ou les

contractures, se montre, disparaît et change de siége avec elles; dans tous ces cas, l'intermittence des phénomènes est peut-être due à des congestions passagères dans différents points de l'encéphale. Dans un cas, la sensibilité fut perdue à droite les deux derniers jours de la maladie, et rien n'expliqua, à l'autopsie, ces phénomènes de latéralité.

§ XVI. *Organe de la vision.*

1° *Vue.* — Je n'ai pu l'examiner dans un cas; la malade présentait une blépharophthalmie très-intense qui permit à peine d'ouvrir les paupières; un fait qui doit être noté, c'est que deux heures avant la mort, cette phlegmasie avait à peu près complétement disparu. Dans les seize autres cas, où l'état de la vue a été constaté, nous sommes arrivés aux résultats suivants :

1° *Dilatation des pupilles.* — Elle a été notée dans quatorze cas, et cela dès que les enfants étaient soumis à notre examen, par conséquent à des époques diverses de la maladie. Pour constater si la vue est abolie, le seul moyen consiste à approcher rapidement le doigt de l'œil, et à examiner si les paupières se ferment et les pupilles se contractent, car elles peuvent être dilatées sans que, pour cela, la vue soit abolie. On peut établir à cet égard qu'aux approches de la mort la vue est perdue dans la plupart des cas; c'est donc un phénomène final; je n'y reviendrai pas; mais, avant cette époque, il n'en est pas toujours ainsi : j'ai vu huit fois, dans la période du coma, les pupilles, bien que dilatées, se contracter encore, et les paupières avoir de la tendance à se fermer à l'approche du doigt. Dans les huit autres cas, mais seulement lorsque le coma fut bien prononcé, il n'en fut pas ainsi, la vue était abolie.

2° *Mouvements des yeux.* — Lorsque les accès de convulsions se manifestent, les muscles des yeux y participent presque toujours, mais d'une des trois manières suivantes. Le globe de l'œil est agité de mouvements irréguliers; il présente du strabisme, ou bien enfin il est fixe, immobile, et tourné en haut. Les mouvements convulsifs des yeux peuvent être les seuls qu'on observe dans la méningite, sans que des convulsions dans d'autres parties soient venues s'y joindre. J'ai constaté ce fait dans un cas, et ces mouvements durèrent pendant tout le coma.

Malgré l'absence de convulsions, on peut cependant observer des altérations dans l'action musculaire des deux globes oculaires.

1° *Le strabisme.* — Je l'ai vu trois fois exister pendant toute la dernière période; il ne présente en général rien de constant; tantôt convergent, tantôt divergent, ou bien n'affectant qu'un seul œil, il peut être un des symptômes précurseurs de la méningite; alors même qu'il n'y a eu encore ni vomissements ni céphalalgie, je n'ai pas observé de faits analogues.

2° *Les yeux fixes, immobiles et tournés en haut.*— Ce symptôme ne se montre en général que vers la fin, et annonce une mort prochaine; il peut cependant la précéder de un ou deux jours; mais alors, quand même les symptômes de la méningite n'auraient pas encore une grande intensité, ils constituent un signe de fort mauvais augure, qui indique une prompte terminaison.

3° *Mouvement des paupières.* — Dans certains cas, elles sont indifférentes, tantôt ouvertes, tantôt fermées. Quelquefois elles sont presque constamment ouvertes pendant toute la durée du coma, ce qui donne à la physionomie un aspect particulier. Dans d'autres cas enfin, et je l'ai observé cinq fois, les paupières sont restées closes pendant la dernière période.

Organe de l'ouïe.— C'est une chose fort difficile que d'apprécier et de constater si ses fonctions sont altérées; on peut dire seulement ici, en général, que dès que le coma est arrivé, les enfants n'entendent plus ce qu'on leur dit, et n'y répondent pas. Dans deux cas, j'ai vu la surdité précéder la perte de connaissance. Quant aux organes du goût et de l'odorat, je ne me suis

livré à aucune expérience qui puisse me permettre de
dire quelque chose à cet égard.

TROUBLES DE LA MYOTILITE.

Cette fonction peut être seulement troublée, pervertie,
ou bien abolie. De là, deux classes de symptômes à étudier.

1° La perversion des mouvements, qui comprend.
    1. L'agitation ;
    2. Les convulsions ;
    3. Les contractures ;
    4. Certains mouvements spéciaux qu'on peut rattacher
       aux convulsions.
2° L'abolition des mouvements, qui comprend :
    1. La résolution des membres ;
    2. La paralysie.

1re CLASSE.

§ XVII. *Agitation.*

Elle peut précéder les autres symptômes, même ceux
du début. C'est ainsi que j'ai vu une enfant, sujette depuis quelques mois à une céphalalgie intermittente,
présenter en même temps de l'agitation et une mobilité
continuelle dans les mouvements qui persista pendant
la période de début, s'accompagna ensuite de délire,
et cessa à l'apparition du coma.

Cette agitation ne s'observe pas souvent dans la méningite ; on ne la trouve, en général, que dans quelques
cas de délire bruyant et intense. Cinq fois un délire
ainsi caractérisé exista pendant quelques jours avant le
coma, et spécialement la nuit ; les enfants présentaient
alors en même temps une grande agitation. Ce symptôme ne peut être confondu avec les convulsions : il en
diffère trop complétement pour que j'y insiste. J'ai observé dans un cas des effets bien particuliers, une enfant âgée de douze ans, atteinte de méningite, et qui
ne présentait ni délire ni coma, exécutait dans son lit
des mouvements remarquables ; elle se retournait dans

tous les sens avec une rapidité singulière, se mettait indif-
féremment sur le ventre, le dos, le côté, mais y restait
peu de temps. Le coma qui suivit cet état et qui pré-
céda la mort fut très-court, il ne dura que quelques heures.

§ XVIII. *Convulsions.*

Mon intention n'est pas de faire ici une histoire des
convulsions et des autres phénomènes nerveux; je veux
seulement étudier la manière dont ils se produisent et
leurs caractères particuliers dans la méningite aiguë;
considérés même sous ce point de vue seulement, ces
symptômes offrent beaucoup d'intérêt.

Établissons d'abord que sur dix-sept cas de méningite -
aiguë les convulsions ont existé onze fois; mais elles y ont
présenté des différences sous le rapport de l'époque et
des instants auxquels elles se manifestaient, de leur durée, de leur forme et de leur siége : 1° les convulsions
ne se montrent jamais pendant la première période, et
surtout en même temps que les vomissements, qui cessent en général dès qu'elles se manifestent; elles existent au contraire fréquemment après cette époque. Tantôt les convulsions, se développant pour la première
fois, se montrent en même temps que le coma, durent
un, deux jours ou même quelquefois plus, pour laisser
le malade dans un abattement plus profond. Dans d'autres cas, les convulsions, après avoir duré un certain
temps, cessent; mais elles se renouvellent plus tard, et
la mort a quelquefois lieu après un accès. D'autres fois
les convulsions s'arrêtent au coma, mais reviennent de
temps en temps d'une manière irrégulière; enfin, dans
quelques cas, elles durent pendant toute la dernière période et ne cessent qu'à la mort. Tous ces cas peuvent
également se présenter.

2° Les convulsions se manifestent par accès, dont la
durée est très-variable. Elle peut être de quelques mi-
nutes, un quart d'heure, jusqu'à plusieurs heures. Quelquefois elles sont continuelles depuis la fin de la pre-

mière période jusqu'à la mort, et cela pendant deux, trois, quatre, cinq, six jours; souvent, dans ces circonstances, elles ne consistent qu'en de simples secousses dans les extrémités et les yeux. Le retour des accès de convulsions est très-irrégulier. Lorsque l'un d'eux a cessé, rien ne peut indiquer s'il a disparu complétement ou s'il se renouvellera plus tard; c'est pendant la nuit, et quelquefois en même temps que le délire, que j'ai vu le plus souvent les accès se montrer. Dans un cas, en pinçant un enfant pour apprécier sa sensibilité, les convulsions arrêtées depuis quelque temps ont de nouveau reparu.

Les convulsions, soit continues, soit sous la forme d'accès, se présentent en général avec l'aspect d'une succession de violentes secousses, ou de soubresauts de tendons; assez souvent elles s'accompagnent de roideur, de contracture, à des degrés divers dans les mêmes parties. Je les ai vues une fois se manifester avec une telle apparence, qu'elles ressemblaient à des mouvements choréiques violents qui revinrent plusieurs fois pendant le coma.

3. Le siége des convulsions varie beaucoup; tantôt elles se montrent dans les quatre membres, tantôt dans deux seulement, les supérieurs; en général, les membres inférieurs ne sont agités de mouvements convulsifs que lorsque les premiers en présentent déjà. Dans d'autres cas, c'est dans une moitié latérale du corps, un seul bras, ou encore seulement dans les yeux. Lorsque les convulsions sont un peu violentes, les mouvements du globe de l'œil sont altérés, comme je l'ai dit plus haut. Chez les onze enfants qui présentèrent des convulsions, elles ont été ainsi réparties : sept fois elles se montrèrent au début du coma, et constituèrent avec d'autres symptômes, et spécialement le délire, une période intermédiaire aux phénomènes de début et au développement du coma, qu'on pourrait appeler la seconde période de la méningite aiguë. Sur ces sept cas, quatre fois les convulsions ont cessé au bout d'un certain temps

6

pour être remplacées par le coma, et trois fois elles ont reparu d'une manière irrégulière, ou seulement aux approches de la mort.

Dans les quatre derniers cas, les convulsions continuèrent jusqu'à la mort, en se montrant à des intervalles irréguliers.

§ XIX. Contractures.

1° Les contractures présentent des degrés très-divers, et peuvent consister en une simple roideur des membres ou d'une partie quelconque, ou bien en une contraction tétanique véritable; il existe entre ces deux états des degrés intermédiaires. Les circonstances au milieu desquelles se manifestent les contractures sont très-variables, et on ne peut plus même dire, comme pour les convulsions, qu'elles se montrent plutôt dans une période intermédiaire aux symptômes du début et aux phénomènes du coma. Cependant, on voit fréquemment les membres agités de mouvements convulsifs être dans un état de roideur, ou même présenter de la contracture. Elles durent en général plus longtemps que les convulsions, et, lorsqu'elles se manifestent d'un côté ou sur une partie, elles peuvent, il est vrai, y diminuer, disparaître, puis revenir; mais, en général, elles n'abandonnent pas cette partie.

2° Leur durée varie beaucoup: quelquefois continues, quelquefois irrégulièrement intermittentes, elles peuvent s'associer à divers troubles de la sensibilité. Leur siége n'a rien non plus de constant: quelquefois elles affectent les quatre membres, et spécialement les doigts des pieds et des mains, tantôt un seul côté, tantôt un bras ou une jambe.

3° J'ai vu, dans trois cas, vers la fin de la maladie, les enfants présenter du trismus; les mâchoires étaient contractées, les dents, fortement serrées, ne pouvaient être écartées, et il était impossible d'introduire dans la bouche un peu de liquide. Dans deux autres cas, il y eut également vers la fin une forte contracture du cou, et la tête était renversée en arrière. Cet état dura deux jours dans un cas, trois dans l'autre : sur dix-sept cas de méningite aiguë, les contractures ont existé dans neuf cas et manqué dans huit. Elles ont été ainsi réparties :

Trois fois il y eut vers la fin roideur générale des membres ; deux fois de la contracture dans les membres supérieurs ; deux fois du côté gauche, une fois à la jambe droite ; une fois bornée au cou, les quatre membres étant en résolution. Dans les deux cas où la tête était renversée en arrière, il existait en même temps de la contracture du côté gauche. Les trois cas dans lesquels il y eut à la fin du trismus ont été irrégulièrement répartis.

Dans toutes ces circonstances, je le répète, l'existence des contractures n'a pas toujours été régulière et continue, et aucune lésion spéciale ne put rendre compte des phénomènes de latéralité lorsqu'ils se manifestèrent.

Voici donc deux ordres de phénomènes bien singuliers. Les convulsions et les contractures qui reviennent d'une manière intermittente, se montrent, cessent, puis reparaissent, les uns durant longtemps, les autres peu. Comment expliquer toutes ces variétés ? On conçoit d'abord que, si on veut en trouver la cause dans les lésions anatomiques que nous avons étudiées, on n'arrivera à rien de certain, par cela même que les symptômes sont passagers, tandis que les lésions anatomiques sont constantes lorsqu'elles existent. Aussi, en faisant avec soin cette comparaison, on n'arrive qu'à des résultats négatifs. Les convulsions et les contractures se sont rencontrées dans les divers cas suivants : tantôt quelques granulations existaient seulement dans la pie-mère, tantôt c'étaient des traces plus ou moins évidentes et fortes d'une phlegmasie aiguë de cette membrane ; dans ces mêmes cas, tantôt elles coïncidaient avec un épanchement ventriculaire, tandis que dans les autres il n'y en avait pas. Enfin, on les a observées dans les cas où le

septum lucidum et la voûte à trois piliers étaient ramollis, comme dans ceux où ils ne l'étaient pas, dans
les cas de méningite de la base, comme dans ceux de la
convexité.

Sans aucun doute, il y a dans le cerveau des parties
qui sont le siége, qui président à la sensibilité, à la
myotilité, à l'intelligence; mais l'étude de l'anatomie
pathologique, quoi qu'on en ait dit, éclaire bien peu ce
sujet : ce que je viens de dire en est une preuve à ajouter à mille autres que nous avons tous les jours sous les
yeux. Il faut sans doute attribuer la cause de cette igno-
rance à l'insuffisance, à l'inexactitude de nos moyens d'investigation ; peut-être plus tard deviendront-ils plus par-
faits, ou, par suite de découvertes qu'il est impossible de
prévoir, pourra-t-on arriver à préciser le siége de ces trois
grandes facultés : intelligence, sensibilité, mouvement.

De tout cela résulte qu'il n'y a pas dans le cerveau
et ses membranes de lésions certaines, positives, desquelles on puisse faire dépendre les convulsions et les
contractures. Je ferai remarquer cependant que, dans
l'un des cas dans lesquels on a observé une roideur générale les deux derniers jours qui ont précédé la mort,
il existait, dans la partie du cerveau en contact avec les
altérations de la pie-mère, un ramollissement rouge
assez étendu. C'était, du reste, le seul cas de méningite
aiguë dans lequel j'aie rencontré une altération analogue
de la pulpe cérébrale.

Comment donc expliquer cette variété, cette inconstance dans l'apparition, la disparition et le retour de
ces symptômes? Je crois pouvoir invoquer ici une explication donnée par M. Rostan dans ses Leçons de cli-
nique (1). « Dans toutes les maladies convulsives, dit-il,
qui reviennent par accès, et dans lesquelles on ne trouve
à l'autopsie aucune lésion qui puisse rendre compte de

____

(1) DELABERGE, *Comptes-rendus des épreuves du concours de
l'agrégation.*　　　　(LE TEMPS, n° du 23 avril 1838.)

l'existence et du retour de ces accès, les convulsions,
les contractures et les autres phénomènes nerveux, doivent cependant dépendre de quelque altération organi-
que; or, d'après ce professeur, l'absence des lésions à
l'autopsie ne doit pas étonner, car l'apparition passa-
gère et intermittente des symptômes suppose nécessairement celle des altérations.

· L'auteur de l'article dans lequel est exprimée cette
opinion d'une manière aussi nette, ne s'explique cependant pas sur la nature de ces lésions passagères, et qui
dans tant de maladies nerveuses peuvent si facilement
disparaître après la mort. Aussi, tout en adoptant les
idées que je viens d'exposer, je pense que, dans la maladie qui nous occupe, on peut aller plus loin, et
regarder cette altération comme une congestion dans
un point quelconque de l'encéphale, congestion variable
en intensité, en durée et en siége. Je crois pouvoir
appliquer ici ces idées, et j'y suis conduit par le rai-
sonnement aussi bien que par les faits.

Dans la méningite des enfants, il y a, dans les membranes du cerveau et dans cet organe, des causes d'irritation permanentes, et ce sont précisément ces causes dont l'influence détermine l'ensemble de symptômes
qui constitue la méningite aiguë. Or, en présence de
ces causes, qui, dans le plus grand nombre de cas,
consistent dans les granulations et les lésions phlegmasiques diverses que nous avons étudiées, on conçoit qu'il
puisse y avoir à certains instants, à certaines époques,
un afflux de sang vers les parties du cerveau en contact
avec elles, et de là une congestion plus ou moins forte;
mais on ne peut dire cependant pourquoi cet afflux a lieu
à tel instant plutôt qu'à tel autre, en un mot pourquoi il
y a intermittence. Un exemple prouvera la possibilité de
cette congestion sous l'influence des lésions de la pie-mère.
C'est celui que j'ai cité d'une petite fille qui mourut dans
les convulsions, et à l'autopsie de laquelle je trouvai
une apoplexie capillaire et des traces de méningite chronique en rapport avec elles; l'apoplexie, dans ce cas,

n'était évidemment qu'une exagération de la congestion, qu'une congestion plus considérable.

Pour ne pas citer un seul fait isolé, j'ajouterai que M. le docteur Behier, dans l'année qu'il a passée à l'Hôpital des Enfants, a eu deux fois l'occasion d'observer des apoplexies cérébrales, et, dans ces deux cas, il a précisément trouvé des granulations dans la pie-mère, des traces de méningite chronique, sous l'influence desquelles s'étaient probablement produites ces hémorrhagies.

On peut maintenant se demander pourquoi une telle congestion sanguine donne plutôt lieu à des convulsions et à des contractures qu'à d'autres phénomènes nerveux. Je répondrai d'abord qu'il n'en est pas toujours ainsi; mais, pour ne parler ici que de ces deux symptômes, je dirai que, chez les enfants de deux à dix ou douze ans à peu près, on peut établir, comme un fait assez général, qu'un certain nombre d'altérations très-diverses de l'encéphale se traduisent au dehors par des convulsions et des contractures; d'autres symptômes, il est vrai, peuvent exister en même temps. En voici des preuves.

1° Le cas d'apoplexie que j'ai cité s'est traduit au dehors par des phénomènes convulsifs. Une autre fois, j'ai fait l'autopsie d'une enfant âgée de trois ans et demi, qui avait succombé à la suite d'un accès de convulsions dont la durée avait été de plusieurs heures, et je n'ai constaté qu'une congestion encéphalique des plus évidentes. Dans des cas analogues, il est vrai, je n'ai rien trouvé; mais peut-être alors la congestion avait-elle été résorbée.

2° Les accidents qui annoncent dans quelques cas les tubercules cérébraux, lorsqu'ils donnent lieu à des symptômes, sont encore des phénomènes convulsifs.

3° Enfin, je citerai un fait bien concluant, c'est celui qui est rapporté dans une observation insérée dans la *Gazette médicale* du mois de mai 1837. Il s'agissait d'un kyste hydatique volumineux occupant la plus grande partie d'un des hémisphères cérébraux et comprimant toute la masse encéphalique; les symptômes auxquels il donna lieu furent des convulsions très-fortes et des accidents tétaniques bien caractérisés. Je suis loin de vouloir généraliser ces conséquences, j'ai voulu seulement démontrer que fréquemment les congestions sanguines du cerveau ou de ses membranes peuvent, chez les enfants, se traduire au dehors par des symptômes convulsifs.

§ XXI. 4° *Mâchonnement et mouvements de carpologie.*

Il est deux espèces de mouvements convulsifs qui, analogues à ceux qu'on observe quelquefois vers la fin des fièvres typhoïdes graves, ne se montrent, en général, que dans la dernière période de la méningite. Le premier consiste dans un mouvement continuel des lèvres et des mâchoires. Les enfants semblent, comme on dit, manger leurs lèvres : ce mouvement est caractéristique et a reçu le nom de mâchonnement ; il dure quelquefois plusieurs jours de suite, et se montre presque continuellement ou à des intervalles très-rapprochés. Le second est décrit sous le nom de carpologie, et quelques auteurs en ont fait deux espèces, la carpologie proprement dite et le crocidisme.

Les enfants qui présentent ces mouvements cherchent à saisir dans l'air des corps légers que probablement ils croient y voir, par suite d'une illusion d'optique ou d'une hallucination (carpologie); ou bien ils ramassent fortement leurs couvertures qu'ils attirent à eux, et, lorsqu'on en approche, ils saisissent les boutons d'habits qu'ils agitent dans différents sens (crocidisme). Dans ce dernier cas, la vue des enfants, malgré l'état de coma dans lequel ils sont plongés, ne semble pas complétement perdue.

De tels symptômes ne se manifestent en général que vers la fin de la dernière période, alors que la terminaison fatale est prochaine : leur durée est variable ; ils

peuvent se montrer les deux ou trois derniers jours,
ou seulement quelques heures avant la mort. Le mâchonnement dure en général plus longtemps, tandis
que la carpologie est un phénomène tout à fait final.
Dans dix-sept cas j'ai constaté six fois le mâchonnement; trois fois il s'accompagnait de mouvements car-
pologiques, dans les trois autres il existait seul. La
carpologie s'est montrée tout à fait à la fin de la maladie quatre fois, trois fois elle coïncida avec le mâchonnement, une fois elle exista seule. Dans deux des cas
dans lesquels les enfants présentèrent en même temps
du mâchonnement et de la carpologie, il ne s'était pas
montré d'autres convulsions; il en fut de même dans
un autre où il y eut seulement du mâchonnement.

§ XXII. *Abolition de la myotilité. — Résolution et paralysie.*

Dans la méningite des enfants, la résolution des membres se montre fréquemment, tandis que la véritable
paralysie est rare ou même n'existe pas. Lorsqu'une
partie est en résolution, on la voit, lorsqu'elle est sou-
levée par une main étrangère et abandonnée à elle-
même, retomber comme une masse inerte : il en est de
même dans la paralysie; mais cependant ces deux phénomènes diffèrent l'un de l'autre. En effet la résolution
n'est pas constante, elle peut venir progressivement
et disparaître en peu de temps, tandis qu'il n'en est pas
de même dans la paralysie, qui est due le plus souvent
à une érosion, à une destruction partielle plus ou
moins étendue de la substance cérébrale (apoplexie, ramollissement, etc.).

Une fois produite, une fois développée, cette paralysie persiste en général avec la lésion qui a été la cause
de son développement, et souvent après que cette même
lésion a en partie disparu. La simple compression de
l'encéphale par du sang, de la sérosité ou un liquide
quelconque, la congestion sanguine, peuvent-elles don-

ner lieu à un état analogue, à une véritable paralysie? rien n'est moins prouvé. Dans ce dernier cas, l'absence de la myotilité dans un membre ou dans un côté est sous l'influence de la compression d'une partie du cerveau; si on vient à enlever cette cause de compression par des moyens convenables (congestion sanguine, épanchement de sang à la suite de fractures du crâne, etc.), on voit souvent la faculté motrice reparaître dans les membres qui l'avaient perdue. Il n'en est pas de même dans l'hémorrhagie cérébrale, le ramollissement; la partie qui en est le siége est détruite, et le mouvement est aboli dans les membres du côté opposé, sinon pour toujours, du moins pour un certain temps; il serait presque impossible de le voir se rétablir tout d'un coup, ce qui peut arriver dans le premier cas. C'est donc avec raison qu'on a établi une différence entre la paralysie et la résolution des membres, et les variations que nous présente ce dernier phénomène dans la maladie qui nous occupe seraient une preuve de plus en faveur de cette distinction.

Il m'est arrivé plusieurs fois, en examinant des enfants atteints de méningite, de soulever leurs membres et de constater la résolution, et cependant l'instant d'après les mêmes parties exécutaient des mouvements : en vérité, ce n'est pas là une véritable paralysie.

On ne peut toujours faire au lit du malade la distinction que nous établissons ici; ne voit-on pas en effet, dans quelques cas, la résolution devenir de plus en plus prononcée jusqu'à la mort? Qui pourrait affirmer, si on ne considérait la lenteur et le développement progressif de ce phénomène, qu'il n'y a pas de paralysie? Il est un fait qu'on observe assez souvent et qui peut contribuer à les différencier. Vient-on à pincer la peau des malades dont les membres sont paralysés, ils peuvent bien sentir (s'il n'y a pas paralysie du sentiment), mais il leur est tout à fait impossible de retirer la partie pour éviter la douleur; au contraire, lorsque les membres sont en résolution, il arrive assez souvent qu'en agissant de même ils exécutent précisément des mouvements pour fuir l'impression douleureuse. Cette distinction n'est plus applicable lorsque les parties en résolution ont perdu leur sensibilité.

Quoi qu'il en soit, je ne prolongerai pas une discussion qui conduirait à peu de résultats pour le diagnostic et la thérapeutique.

La résolution des membres est, comme les convulsions et les contractures, un phénomène assez inconstant et assez irrégulier qui existe un jour, disparaît l'autre, se montre dans une partie, puis dans une autre. Vers la fin de la méningite, lorsque la mort est prochaine, il est cependant fréquent de trouver les membres dans la résolution; il en est souvent de même à une époque moins avancée de la maladie, lorsque le coma est profond et l'intelligence tout à fait anéantie.

Les parties en résolution peuvent présenter, rarement il est vrai, des mouvements convulsifs qui dans quelques cas aussi coïncident avec une diminution de la sensibilité cutanée. La résolution n'existe pas toujours au même degré : tantôt faible, les membres soulevés se soutiennent encore un peu; tantôt forte, ils retombent sur le lit comme des masses inertes. Dans quelques cas la résolution commençant avec le coma va en augmentant jusqu'à la fin. J'ai observé neuf fois de la résolution, et elle s'y est présentée avec l'inconstance et l'irrégularité que j'ai déjà signalée, se montrant à un instant ou à un autre, mais presque toujours pendant le coma, et existant à des degrés divers. Voici donc un phénomène qui, comme les convulsions et les contractures, semble dû à des altérations passagères de l'encéphale et à la cessation seulement momentanée de l'influx nerveux dans les parties présentant de la résolution, et qui, comme elles, peuvent disparaître ensuite, si ces causes pathologiques cessent d'agir. On ne peut encore invoquer ici que la même influence, c'est-à-dire, une compression momentanée de l'encéphale par une congestion sanguine dans un point quelconque; et cette explication, dans ce cas comme dans les deux autres, semble tout à fait rationnelle.

3e CLASSE.

Désordres de l'intelligence.

Je ne reviendrai pas sur les changements que les enfants peuvent présenter dans leur moral, leur caractère, sur leur disposition à l'agitation, à l'irascibilité, avant le développement complet de la maladie; ce sont des symptômes précurseurs importants à noter, et qui peuvent faire prévoir quelquefois le futur développement de la méningite : je les ai décrits plus haut.

§ XXIII. Du délire.

Le délire est un des symptômes qu'on observe le plus souvent dans la méningite, un de ceux sur lesquels on s'appuie surtout pour porter un diagnostic certain, et cependant il n'existe pas toujours.

Il peut marquer par son existence la deuxième période de la méningite, c'est-à-dire qu'il survient à la suite des premiers symptômes, après la céphalalgie, la constipation, lors de la cessation des vomissements, car ils s'arrêtent, en général, à l'apparition de ce symptôme.

Quelquefois cependant le délire se manifeste pendant la période de début; les enfants ont encore toute leur connaissance pendant le jour, mais la nuit ils présentent un délire tranquille. Dans d'autres cas enfin, ce phénomène ne constitue pas avec quelques autres symptômes, et surtout les convulsions, une période bien déterminée; le coma succède alors peu à peu aux symptômes de début, et s'accompagne au commencement d'un délire dont l'intensité, la durée, varient beaucoup, et qui peut même quelquefois, mais rarement, persister jusqu'à la mort; il cesse le plus souvent quelques jours avant cette époque, pour être remplacé par un coma plus profond. J'ai vu cependant une fois une enfant succomber au milieu d'un violent délire, accompagné d'agitation, de cris et de convulsions.

Le délire se manifeste le plus souvent pendant la nuit; quelquefois les malades restent le jour dans un état de somnolence bien marquée, et lorsque cette période du jour est arrivée, ils présentent un délire dont les caractères sont variables. C'est en général de neuf à dix heures du soir jusqu'à trois ou quatre heures du matin qu'il est surtout bien marqué.

Sur dix-sept cas de méningite aiguë le délire a manqué complétement dans cinq cas; dans les douze autres il ne s'est pas toujours montré sous le même aspect. M. Piet, dans sa thèse, a admis, avec beaucoup de raison que, dans la méningite aiguë des enfants, le délire était en général tranquille, et qu'on voyait le plus souvent les jeunes malades, presque immobiles dans leur lit, marmotter seulement quelques paroles inintelligibles ; en un mot que le délire était peu bruyant et accompagné de peu d'agitation. Mes observations se rapportent, sous beaucoup d'égards, à ce que M. Piet a vu; mais cependant, d'après ce que j'ai pu observer, le délire présente quelquefois d'autres caractères que ceux qu'il lui a assignés. Ainsi, sur les douze cas dans lesquels j'ai constaté ce symptôme, sept fois dans un état ou une période intermédiaire aux symptômes du début et à ceux du coma, ou bien au commencement de cette dernière, les enfants restèrent dans leur lit, tranquilles, ou seulement un peu agités, se plaignant de temps en temps, marmottant quelques mots et ne répondant pas aux questions qu'on leur adressait. C'est là ce qui constitue, dans la méningite, la deuxième période admise par beaucoup d'auteurs, période caractérisée par du délire seul ou mêlé au coma. Peu marqué pendant le jour, où souvent même il n'existait pas, le délire était plus fort la nuit, et se montrait avec les caractères que je lui ai assignés.

Dans les cinq autres cas, les enfants présentèrent un

délire bruyant, accompagné d'agitation, de cris, de mouvements violents, quelquefois de convulsions.

Il est difficile de préciser la durée de ce symptôme, car, manquant dans quelques cas, passager, peu caractérisé dans d'autres, il présente sous ce rapport des différences nombreuses sur lesquelles on ne peut se fixer positivement. La durée du délire est en général courte ; elle est de deux, trois, quatre, cinq jours.

§ XXIV. *Du coma.*

Ce qu'on entend par coma, c'est un état dans les maladies, pendant lequel les individus, plongés dans une somnolence profonde, présentent une abolition plus ou moins complète des facultés intellectuelles. : ils sont indifférents à ce qui se passe autour d'eux, semblent ne pas entendre ou n'entendent pas véritablement, et ne répondent rien. Cet état est quelquefois entremêlé de délire, de cris, de convulsions, sur lesquels je ne reviendrai pas, car j'ai montré précédemment comment ces symptômes étaient modifiés pendant cette période. Le coma n'a pas manqué dans un seul des faits que j'ai observés ; dans un cas où la mort eut lieu à la suite d'un délire violent, il était survenu en même temps et alternait avec lui.

L'état comateux peut débuter de plusieurs manières : quelquefois il succède presque immédiatement à la première période sans qu'il y ait de délire ; les vomissements cessent, mais la constipation persiste, la somnolence augmente peu à peu, l'enfant ne peut plus en être tiré par des questions ; enfin il y a coma complet. Quelquefois le début de cette période est accompagné de phénomènes de délire, dans d'autres cas elle leur succède, et alors on peut dire que la seconde période existe. Survenu dans ces diverses circonstances, le coma persiste, devient de plus en plus profond, et, sauf le seul cas où il s'est constamment accompagné de délire jusqu'à la mort, il termine en général la scène. La mort n'arrive pas toujours au milieu du coma et d'une abolition presque complète des facultés sensoriales, intellectuelles et motrices, quelquefois c'est au milieu des convulsions, d'une vive agitation, ou bien par le développement d'une asphyxie due à la dyspnée qui se prononce de plus en plus. L'intensité du coma n'est pas toujours la même. Souvent, lorsqu'il commence à se manifester, on ne peut saisir de transition bien sensible entre la somnolence et lui. A son début en effet, de même que dans la somnolence, les enfants peuvent bien entendre ce qu'on leur dit, mais ils n'y répondent pas, ou ils font entendre seulement quelques grognements ; ils tendent encore la main pour laisser tâter le pouls, ils montrent la langue quand on le leur demande, mais il faut alors insister. Vers la fin, il n'en est plus de même ; les enfants sont dans un anéantissement profond, et l'intelligence semble complétement et absolument perdue.

§ XXV. *État de la physionomie, des forces.*

Au début de la maladie, lorsque se développent les premiers symptômes, la physionomie présente quelquefois un air d'étonnement qui diffère cependant de l'aspect qu'elle offre au commencement des affections typhoïdes. Lorsque le délire, les convulsions, et surtout le coma arrivent, l'aspect de la face devient caractéristique : les enfants semblent dans un état d'hébétude, d'idiotisme : leur figure morne, sans expression, présente quelquefois l'empreinte d'une tristesse profonde, c'est un calme, une immobilité, une absence d'expression que les convulsions, lorsqu'elles se manifestent dans les muscles de la face, changent à peine. Souvent, lorsque le coma est profond et qu'il n'y a pas de trouble des mouvements, la figure pâle ou un peu rosée offre l'image d'un sommeil tranquille et profond.

Les forces sont diminuées dès le début de la maladie ; les enfants se plaignent de lassitudes, d'abattement, de pesanteur générale, qui obligent les parents à les mettre au lit de bonne heure; plus tard se développent les symptômes nerveux qui changent cet état et donnent à la maladie les divers aspects qu'elle peut présenter, jusqu'à ce qu'ils tombent dans le coma, époque à laquelle toutes les forces semblent anéanties, détruites.

§ XXVI. *Des cris.*

Les auteurs qui ont traité de la méningite des enfants ont beaucoup écrit et longuement insisté sur ce symptôme : je ne l'ai pas constaté aussi fréquemment, mais, comme eux, j'ai observé que, sans être extrêmement aigus, ces cris hydrencéphaliques avaient un cachet spécial, des caractères particuliers; je les ai vus se produire, tantôt au milieu du coma, tantôt au milieu du délire et des convulsions; c'est dans ces derniers cas surtout qu'ils sont caractéristiques.

On doit en rapprocher les grognements, les plaintes confuses que présentent souvent les enfants dans cette maladie. Il faut en effet qu'il y ait un rapport entre les cris hydrencéphaliques, le délire et les sons inarticulés dont je parle, puisque les cas dans lesquels je les ai spécialement observés furent les sept dans lesquels il exista un délire tranquille; il est vrai qu'ils furent quelquefois mêlés de cris plus aigus et de la nature des premiers. Vers la fin de la maladie, lorsqu'elle se termine par la dyspnée, l'asphyxie, les enfants font quelquefois entendre une sorte de râlement assez bruyant dont l'intensité est variable, et qui se produit pendant l'expiration.

Quant à la parole, elle disparaît dans le coma, pour revenir cependant, et constituer les signes qui révèlent l'existence du délire.

En général, à tout âge et à cette époque, ce que les enfants demandent avec le plus de force et d'instance, c'est leur mère. Quelquefois ils sont plongés dans le coma, et on est étonné de les entendre demander de temps en temps et brusquement à boire; aucune autre parole ne sort de leur bouche. Dans un cas où la maladie a duré peu de temps (quatre jours), un des symptômes caractéristiques a été l'abolition de la parole, qui s'est manifestée dès le début de la maladie, alors que l'enfant, âgée de douze ans, avait encore toute sa connaissance, et qu'elle cherchait à se faire comprendre par signes.

Il n'y a rien à constater sur les organes de la génération; je dirai seulement que les dix-sept observations de méningite aiguë, sur lesquelles est basée la description des symptômes, ont été recueillies sur des filles.

CHAPITRE IV.

DURÉE, MARCHE, TERMINAISONS, PRONOSTIC ET DIAGNOSTIC DE LA MÉNINGITE AIGUE.

§ Ier. *Durée.*

Il est fort difficile, et peut-être impossible, de fixer d'une manière absolue la durée de cette maladie: en effet, dans un grand nombre de cas, les premiers symptômes qui marquent son invasion ne se montrent pas toujours en même temps, au même jour et à un instant précis qui pourrait indiquer le passage de l'état de santé à celui de maladie; c'est souvent au contraire par une transition insensible et par le développement successif des symptômes que la méningite débute chez les enfants. La difficulté de fixer cette époque est encore augmentée, si l'on considère que c'est quelquefois au milieu d'états morbides divers, plus ou moins graves, de la phthisie par exemple, que cette maladie se développe; on ne peut toujours alors distinguer, au début surtout, les symptômes qui appartiennent à l'une ou l'autre de ces maladies. En tenant compte de ces difficultés, on peut fixer à peu près la durée totale de la méningite aiguë. Voici ce qui a été observé dans vingt-six cas :

Cas.	Nombre de jours.	Cas.	Nombre de jours.
3	4	1	14
1	5	1	15
1	7	1	16
1	8	4	18
3	9	2	19
3	10	1	20
1	11	1	22
3	13	1	26

durée moyenne, treize jours et demi.

7

Si nous cherchons maintenant à apprécier la durée relative de chaque période, nous arrivons aux résultats suivants : la première période peut manquer complétement, je l'ai constaté dans un cas ; c'est sur l'appréciation de sa durée que porte la difficulté que j'exprimais tout à l'heure, car son début n'est pas toujours subit, n'a pas lieu à un instant donné ; et il est aussi difficile d'appécier sa terminaison et le passage à une période suivante. Quelquefois la transition est évidente et bien caractérisée, tandis que, dans d'autres cas, on voit la somnolence du commencement de la maladie augmenter peu à peu pour se changer en coma. Comment alors reconnaître l'instant de la transition, et par conséquent fixer la durée de cette première période ?

D'un autre côté, dans l'état pathologique comme dans l'état physiologique, il est rare de voir les phénomènes changer brusquement ; c'est presque toujours par une transition, quelquefois rapide il est vrai, et dans d'autres cas peu marquée, peu sensible, qu'on les voit se succéder les uns aux autres. Malgré de telles difficultés, voici la durée de la première période estimée approximativement :

Cas.	Nombre de jours.
1	Absence complète.
1	Durée très-courte.
1	3 jours.
2	4
2	5
3	6
2	7
3	8
1	12
1	14

Durée moyenne, six jours et demi à peu près.

Deuxième période.

Si dans quelques cas on peut admettre une seconde période bien caractérisée par du délire, de l'agitation, des convulsions continues ou intermittentes, alternant ou non avec le coma, il en est d'autres dans lesquels elle est à peine marquée ; c'est un délire faible, peu bruyant, un peu d'agitation ou quelques convulsions qui en dénotent l'existence, et d'autres enfin où elle manque complétement. Cette période est tellement variable que je ne chercherai point à apprécier sa durée : je pense qu'il serait préférable de confondre en une seule, commençant à l'époque de la cessation des symptômes de début, tous les nombreux phénomènes nerveux que nous avons étudiés. Elle serait ainsi caractérisée. Au commencement, les phénomènes prédominants sont en général des symptômes d'irritation, du délire, de l'agitation, des convulsions, dans l'intervalle desquels, si ces phénomènes sont intermittents, la connaissance de l'enfant peut être perdue ; ces symptômes cessent bientôt pour le laisser dans un coma plus profond, au milieu duquel il succombe : mais ils peuvent aussi quelquefois se montrer jusqu'à la fin d'une manière continue ou intermittente. C'est donc la seconde période ainsi conçue, et qu'on pourrait appeler période des symptômes nerveux, dont j'ai estimé approximativement la durée.

Cas.	Nombre de jours.
1	3
3	4
5	5
1	6
3	7
2	10
1	11
1	12

Durée moyenne, un peu plus de six jours.

§ II. *Marche.*

Son étude résulte en partie de ce que j'ai dit en parlant de chaque symptôme en particulier, et de ce que je viens d'exposer sur les périodes de la méningite. Cependant on peut établir quelques faits généraux que voici.

Dans le plus grand nombre des cas, soit que cette maladie ait débuté rapidement ou d'une manière insidieuse, les symptômes de la première période présentent une assez grande variété dans leur développement; quelquefois, se manifestant avec régularité, ils peuvent dans d'autres cas se montrer d'une manière intermittente. C'est ainsi que vers la fin ils n'ont pas toujours une intensité plus grande qu'au commencement. Mais dès que la période de la méningite caractérisée par les troubles nerveux est arrivée, alors la maladie marche plus ou moins rapidement vers une terminaison fatale en présentant une gravité de plus en plus grande. Cependant, sous l'influence des agents thérapeutiques, ou même spontanément, on observe quelquefois une rémission dans les symptômes. J'ai vu, dans un cas, trois jours avant la mort, la malade sortir du coma, recouvrer toute sa connaissance pour y retomber ensuite et périr. Une autre fois il en fut de même, mais seulement pendant quelques heures, le matin de la mort. Dans dix autres observations de méningite aiguë que j'ai sous les yeux, les enfants sortirent également deux fois du coma : le délire, les convulsions cessèrent pour revenir ensuite et se terminer par la mort.

Les divers aspects que prennent dans leur développement les symptômes de la méningite aiguë sont assez nombreux : on peut cependant les ramener à quelques types; c'est ce qui m'a conduit à établir dans cette maladie les formes suivantes :

1re CLASSE.

La méningite débute chez des enfants jouissant d'une bonne santé réelle, ou ne présentant qu'une santé bonne en apparence, ou seulement légèrement troublée par diverses maladies aiguës ou chroniques peu intenses.

Première forme. — C'est la plus ordinaire, la plus

générale, celle que j'ai décrite plus haut, et qu'on peut ainsi résumer. Au début, céphalalgie, constipation, vomissements, et fréquemment un peu de somnolence, de la lenteur et de l'irrégularité dans le pouls. La seconde période présente au commencement, du délire, de l'agitation, souvent des cris, des convulsions, phénomènes qui ne sont pas toujours continus, et qui, dans leurs intervalles, laissent souvent l'enfant dans le coma. Ces symptômes cessent peu à peu, la connaissance se perd, le coma devient de plus en plus profond, et l'enfant finit par succomber. Nous pourrions ici multiplier les espèces, et établir, sur la disposition des différents symptômes de perversion et d'abolition des fonctions nerveuses, des formes secondaires. C'est ainsi qu'il est assez fréquent de voir les convulsions, les contractures, les cris, et quelquefois le délire, se manifester encore pendant le coma et persister jusqu'à la fin. Mais si on voulait établir autant de formes que les symptômes nerveux présentent de variétés dans leur arrangement, il faudrait en faire autant qu'il y a de cas de méningite.

Deuxième forme. — Les phénomènes de début se développent régulièrement, et ensuite, sans qu'il y ait eu ni convulsions, ni délire, etc. On voit la somnolence légère du début augmenter et être remplacée peu à peu par un état comateux, qui devient de plus en plus profond jusqu'à ce que la mort arrive. Vers la fin de la maladie, peuvent se manifester quelques phénomènes convulsifs particuliers, tels que du mâchonnement ou de la carpologie.

Troisième forme. — On devrait peut-être considérer comme des cas particuliers les deux formes suivantes; je les ai observées chacune une fois.

La petite malade dont il s'agit présenta au commencement tous les symptômes de début d'une fièvre typhoïde, céphalalgie, accablement, courbature, douleurs abdominales, gargouillement dans la fosse iliaque droite, diarrhée, taches rosées lenticulaires. La force du pouls et sa fréquence étaient un peu augmentées et la peau chaude. Le délire survint; puis ensuite les convulsions, le coma, et la diarrhée s'arrêta complétement : c'est alors seulement qu'on put diagnostiquer avec certitude la méningite. Une fois le coma développé, la maladie suivit la marche ordinaire, et la mort termina la scène. L'autopsie révéla l'existence des lésions caractéristiques de la méningite aiguë.

Quatrième forme. — Chez une enfant, à l'autopsie de laquelle on trouva, comme dans le cas précédent, toutes les altérations propres à cette maladie, on observa les symptômes suivants :

Absence complète de phénomènes précurseurs : la maladie débute presque subitement au milieu de la nuit par la perte de la parole, une agitation continuelle sans délire ni convulsions, et des mouvements choréiques légers; en même temps la peau était chaude, le pouls fort et assez fréquent. Peu à peu se développèrent la paralysie du pharynx, celle des muscles inspirateurs, et la mort arriva cinq jours après le début (1).

2e CLASSE.

La méningite débute chez des enfants déjà affectés d'une maladie aiguë grave, ou arrivés à une période avancée de la phthisie. Ce dernier cas est le plus fréquent.

Cinquième forme. — Elle se développe chez des enfants placés dans ces conditions, avec les symptômes ordinaires du début, la céphalalgie et les vomissements; souvent alors il n'y a pas de constipation, car la diarrhée est trop fortement liée à l'état morbide général pour s'arrêter sous l'influence de l'invasion de la méningite aiguë. La maladie se développe ensuite, en se présentant sous une des formes que j'ai exposées plus haut.

Sixième forme. — Au milieu des symptômes de la phthisie, sans qu'il y ait eu avant de phénomènes précurseurs, se manifestent tout d'un coup des convulsions, du délire ou du coma, et les enfants succombent à ces troubles nerveux un certain temps après leur apparition.

____

(1) Ces observations, ainsi que celles des pages suivantes, ne sont présentées que sous la forme d'un *résumé très-court.*

Dans cette cinquième et sixième formes, mais surtout dans la dernière, les symptômes qui se développent doivent être plutôt considérés comme une des terminaisons rapides de la phthisie que comme une maladie spéciale, une véritable méningite.

TERMINAISONS ET PRONOSTIC.

La mort est le résultat presque nécessaire et inévitable de cette maladie. M. Piet s'est livré dans sa thèse à un examen critique des cas de guérison rapportés par les auteurs, et il est arrivé à cette conclusion que ces exemples, s'ils existent, sont au moins très-rares. Il regarde la méningite aiguë comme pouvant guérir quelquefois, mais rarement dans la première période; et il pense que cela est très-difficile et presque impossible dans la seconde et surtout la troisième.

Sans doute il est très-fâcheux d'être obligé d'admettre pour cette maladie des résultats aussi funestes, et d'enlever ainsi à des parents l'espérance de voir sauver leurs enfants; mais puisqu'ils sont tels, il faut bien avouer ces résultats. D'ailleurs, rapporter les insuccès nombreux dans le traitement de cette maladie, ce n'est pas admettre son incurabilité; et une partie du but que je me propose dans ces recherches, c'est d'indiquer l'influence de plusieurs ordres de causes qui peuvent être combattues, et dont la destruction ne peut avoir qu'une influence heureuse sur la thérapeutique de la méningite. D'un autre côté, je pense qu'il faut en partie attribuer la fréquence de la mortalité dans cette maladie aux enfants qui font le sujet des observations qu'on a publiées. Ce n'est en effet que dans les hôpitaux qu'elles peuvent être recueillies, et c'est là une des conditions qui rendent souvent inefficaces les diverses méthodes de thérapeutique. Je suis persuadé qu'il doit en être autrement dans les classes plus élevées de la société, et je ne mets nullement en doute la possibilité de la guérison; mais je ne considère pas comme des méningites guéries toutes les prétendues fièvres cérébrales dont on cite des terminaisons heureuses.

La mort peut avoir lieu de plusieurs manières dans la méningite aiguë :

1° Au milieu d'un coma profond, sans convulsions ni asphyxie, ou seulement après une courte agonie. Treize fois sur vingt-sept cas elle arriva ainsi.

2° Au milieu des convulsions, du délire, des cris, de l'agitation, qu'il y ait en même temps ou non dyspnée et asphyxie. — Huit fois.

3° Par les seuls progrès de la dyspnée et l'asphyxie. — Six fois.

DIAGNOSTIC.

Je diviserai cet article en deux parties. Dans la première, je m'occuperai des erreurs que l'on peut commettre lors du développement des symptômes de la méningite aiguë; dans la seconde, je parlerai des affections diverses qui peuvent être confondues avec cette même maladie.

Ire PARTIE.

1° *Cas dans lesquels la méningite est sans complications.*

Bien que cette maladie puisse se présenter avec des formes diverses et sous des aspects variés, on peut dire cependant qu'une fois les symptômes nerveux développés, elle est assez facile à reconnaître. Cependant il est une époque à laquelle l'erreur est possible, c'est celle du début, et cependant il serait très-important de la reconnaître de bonne heure, afin de traiter énergiquement la maladie lorsqu'on peut encore beaucoup espérer.

Au début, en effet, on observe de la céphalalgie, de l'accablement, un peu de somnolence, des vomissements, de la constipation le plus souvent, quelquefois de la diarrhée. Ces symptômes ne peuvent toujours faire diagnostiquer la méningite, et il en est un autre dont on ne peut toujours s'aider, c'est la lenteur et l'ir-régularité du pouls ; signe qui, bien que fréquent au début, peut cependant se présenter avec d'autres caractères.

On peut confondre la première période avec le début de quelques maladies aiguës, de certaines fièvres ty-phoïdes, des fièvres éruptives, la variole surtout ; l'invasion simultanée du larmoiement, du coryza et de la toux, dans la rougeole, y rendent l'erreur plus difficile. Cependant on peut encore se tromper. J'ai observé chez une enfant une affection gastrique caractérisée par des symptômes qui purent faire penser au développement d'une méningite. Elle présentait de la céphalalgie, une constipation opiniâtre, des vomissements bilieux et de la douleur à la pression dans la région épigastrique. Ces symptômes cédèrent à deux applications de sangsues sur cette partie, et à l'emploi continué pendant quelques jours de la potion anti-émétique de Rivière et de quelques lavements laxatifs.

Dans ces cas divers, pour porter un diagnostic certain, il faut avoir égard aux circonstances suivantes :

1° *L'état antécédent fourni par les renseignements des parents ;*

2° *Les tubercules pulmonaires dont les enfants ont présenté quelquefois les symptômes locaux et généraux, et qui, à l'instant où on les examine, peuvent se révéler par des signes stéthoscopiques ;*

3° *L'hérédité ;*

4° *Les causes hygiéniques ;*

5° *L'état antérieur de l'abdomen ;*

6° *La constipation.* — Elle existe également au début de beaucoup de maladies aiguës ; il faudra cependant avoir égard à son existence et à son opiniâtreté. Elle servira surtout à faire distinguer le début de la méningite aiguë de celui de la fièvre typhoïde. Le diagnostic sera plus difficile si, dans la première de ces maladies, il y a au commencement de la diarrhée ; mais, comme je l'ai déjà fait observer, cette diarrhée, dans ce cas, est le plus souvent chronique. J'ai décrit, comme constituant une quatrième forme, un cas de méningite aiguë que je regarde comme exceptionnel. Il faut se le rappeler, car il peut se présenter, et il est tout à fait impossible, au début, de le distinguer d'une fièvre typhoïde.

7° *Le peu de développement de l'abdomen, l'absence de douleurs à la pression et de gargouillement dans la fosse iliaque droite;*

8° *L'état du pouls.* — Au début de la plupart des maladies aiguës, la peau est chaude, le pouls fréquent et fort, il peut en être de même dans quelques cas de méningite, mais on ne l'observe, en général, que lorsqu'il existe une complication, ou bien lorsque l'enfant est tuberculeux à un degré avancé.

9° *La céphalalgie opiniâtre.*—Le plus souvent, dans cette maladie, elle ne s'accompagne pas de bourdonnements d'oreille, d'étourdissements, d'épistaxis.

10° *La somnolence légère.* — Ce symptôme peut manquer; mais, lorsqu'il existe, ses caractères sont tout autres que l'accablement et la prostration des enfants au début de la fièvre typhoïde.

Si le diagnostic est quelquefois difficile au début de la méningite, il n'en est plus de même dès que les symptômes nerveux se sont développés, on peut alors le poser avec assez de certitude. Cependant, parmi tous ces phénomènes, il n'en est pas un peut-être qui puisse être considéré comme signe pathognomonique; la maladie se reconnaît plutôt par le fait même de l'existence des symptômes nerveux, leur mélange, leur succession, que par leur nature et leur intensité.

2° *Cas dans lesquels la méningite présente des complications.*

1° *La phthisie pulmonaire.* — Lorsqu'au milieu des symptômes que je suppose connus de cette maladie, on voit les enfants présenter des vomissements, de la som-

nolence, se plaindre de céphalalgie, il doit rester peu
de doutes sur le développement d'une méningite, car il
est rare que de tels symptômes se montrent accidentel-
lement et soient dus exclusivement aux tubercules pulmonaires. Dès que les convulsions se manifestent, le
diagnostic est certain et l'existence de la maladie évidente.

J'ai déjà parlé de l'influence exercée sur les symptômes de la phthisie par le développement de la méningite, je rappellerai seulement ici les faits suivants :

1° Il peut, dans quelques cas, arrêter la diarrhée ;

2° Le pouls conserve en général les caractères qu'il
présentait avant, mais vers la fin il s'accélère ;

3° La toux diminue dans la période du coma. Les
autres symptômes ne sont pas modifiés par l'invasion de
la maladie nouvelle.

2° *Bronchite aiguë. — Pneumonie.*

Ces maladies peuvent débuter en même temps que la
méningite ou pendant le cours de son existence; leurs
symptômes, la toux, la dyspnée, les signes stéthoscopiques,
se manifestent de la même manière, et n'en subissent
aucune influence. On peut également constater que la
peau est aussi chaude, et le pouls aussi fort et aussi
fréquent qu'ils l'auraient probablement été si ces maladies s'étaient développées franchement.

Doit-on considérer comme une complication le cas
que j'ai cité plus haut, et au début duquel on observa
tous les symptômes d'une fièvre typhoïde? je ne le pense
pas, car, à l'autopsie, on ne trouva aucune lésion dans
les intestins.

§ III. 2e PARTIE.

Nous venons de passer en revue plusieurs cas dans
lesquels le développement des symptômes de la méningite
pourrait induire en erreur et faire supposer l'existence

d'une autre maladie, je m'occuperai maintenant au contraire de plusieurs affections qui se manifestent quelquefois chez les enfants, et qui pourraient être confondues, dans certains cas, avec les phénomènes qui caractérisent la méningite.

1° *Affections vermineuses.* — Beaucoup de travaux ont contribué à diminuer l'importance que les anciens avaient attribuée aux entozoaires du tube disgestif dans les maladies des enfants, et ils ont démontré qu'ils existaient le plus souvent sans donner lieu à aucun symptôme. Cependant il est quelques cas dans lesquels ils révèlent leur existence par un ensemble de phénomènes qui rappelle assez ceux de la méningite aiguë. En voici un exemple :

Un enfant, âgé de trois ans et demi, était couché dans la salle des scrofuleux, et présentait pour toute maladie un favus assez intense du cuir chevelu. Le 6 novembre 1837 il se plaint de courbature, de céphalalgie, refuse de manger, et le lendemain il commence à vomir trois ou quatre fois dans la journée. Le 8, le 9, il n'a aucune selle, les vomissements persistent, et il rend en même temps quatre ascarides lombricoïdes. Le 9, au soir, et le 10, quelques convulsions dans les membres et les yeux se manifestent en même temps qu'un peu de somnolence. Le 11, la somnolence persiste, mais les convulsions ont cessé, et ; sous l'influence des purgatifs, la constipation a été remplacée par la diarrhée. Les jours suivants quelques ascarides lombricoïdes sont rendus par le rectum. Dès le 8 cet enfant avait été traité énergiquement par l'emploi des anthelmintiques unis aux purgatifs. Le 15 novembre il est complétement guéri.

Cette observation montre la nécessité d'examiner avec soin toutes les déjections des jeunes malades, si on veut porter un diagnostic certain qui puisse se vérifier plus tard.

2° *L'épilepsie.* — Pendant mon séjour à l'Hôpital des Enfants, deux jeunes filles, couchées dans les salles affectées aux dartreuses, succombèrent aux progrès de cette terrible maladie. Dans l'un de ces cas, les accès se répétèrent d'une manière effrayante, et elle mourut à la suite de l'un d'eux. Ce n'est pas ici qu'il y avait possibilité de confondre. Dans le second, la fréquence des accès augmenta également, mais l'enfant tomba dans le coma et ne succomba qu'au bout de quatre jours. Elle présenta en même temps quelques convulsions, et la plupart des signes qui caractérisent l'état comateux dans la méningite aiguë. La considération des causes et des symptômes antécédents peut seule, dans de telles circonstances, conduire à un diagnostic certain, surtout si on ne voit l'enfant que lorsqu'elle est dans cet état.

3° *Les convulsions.* — Fréquentes chez les jeunes enfants, elles sont plus rares, mais on les observe encore dans la seconde enfance, vers trois, quatre, cinq, six ans. Ces convulsions peuvent se montrer sous la forme d'accès, et les enfants y succomber au bout de peu de temps. J'ai observé de tels faits dans les circonstances suivantes :

1° Chez de jeunes enfants, au milieu d'une santé parfaite et sans aucune cause appréciable.

2° Chez des sujets qui commençaient à présenter des tubercules dans les poumons ou les ganglions bronchiques.

3° Dans le cours d'une affection caractérisée par des accidents convulsifs locaux; c'est ainsi que j'ai vu une enfant atteinte de coqueluche succomber à la suite d'un accès de convulsions extrêmement violent. L'autopsie des enfants qui ont succombé dans ces diverses circonstances a été faite avec soin, et a conduit aux résultats suivants. Dans un cas, j'ai trouvé une apoplexie; dans deux autres, une forte congestion sanguine dans le cerveau, et, chez les autres, aucune lésion qui pût rendre compte des symptômes et de la terminaison fatale.

Le diagnostic, dans ces cas si divers, est facile; la subite apparition des symptômes, l'absence de phénomènes précurseurs et leur courte durée empêcheront de les confondre avec ceux de la méningite aiguë.

4° *La contracture des extrémités.* — Parfaitement décrite par M. Tonnellé (*Gazette médicale*, 1832), cette maladie singulière peut avoir, dans quelques cas,

une terminaison fatale; c'est alors seulement qu'elle se
présente sous un aspect qui rappelle l'état comateux des
enfants dans la méningite. J'ai observé cette terminaison
dans deux cas. Voici le résumé d'une de ces deux observations :

Une jeune fille, âgée de douze ans, était sujette, dès son plus
jeune âge, à des accès caractérisés par la contracture des quatre
extrémités, accompagnés de mouvements convulsifs. La fréquence de ces accès augmenta peu à peu, et devint telle que,
six semaines avant sa mort, la contracture, siégeant dans les
pieds et les mains, devint un phénomène permanent qui persista jusqu'à la fin. Le 22 avril, cet état s'accompagna de mouvements convulsifs intermittents se répétant fréquemment. Elle
se plaignit de céphalalgie. Le coma se développa ensuite peu à
peu, et le 25, lorsqu'elle fut amenée à l'Hôpital des Enfants, sa
connaissance était complétement perdue, les quatre extrémités
fortement contracturées, et agitées presque continuellement de
mouvements convulsifs, analogues à de violents soubresauts de
tendons. Cet état résista à l'emploi de moyens thérapeutiques
très-énergiques (émissions, sangsues, purgatifs; glace sur la tête),
et la malade expira deux jours après, le 27 avril.

L'autopsie ne révéla aucune lésion caractéristique : le cerveau
était peu développé, et son tissu, ferme, bien consistant, présentait peut-être un commencement d'induration générale.

Le diagnostic, dans des cas semblables, ne peut être
porté avec certitude que lorsqu'on connaît les circonstances antécédentes; rien ne serait plus facile, sans cela,
de confondre le coma qui termine cette maladie avec
celui qu'on observe dans la méningite, si on n'avait,
pour se guider, la contracture des deux ou des quatre
extrémités. Le deuxième fait est analogue à celui que je
viens de décrire brièvement; l'enfant n'était âgée que de
trois ans. Je me contente seulement de le signaler, car
l'histoire en serait à peu près la même.

5° M. Piet s'est aussi beaucoup occupé dans sa thèse
de cette partie du diagnostic de la méningite aiguë, et
il a rapporté une observation de symptômes nerveux
ataxiques, dont le développement rappelait celui de la
maladie qui nous occupe. J'y renvoie le lecteur.

CHAPITRE V.

DES SYMPTOMES DE LA MENINGITE CHRONIQUE.

Dans la partie de ce travail qui est relative à l'ana‑
tomie pathologique, j'ai développé toutes les altérations
qui caractérisent après la mort la méningite chronique;
j'ai décrit successivement les indurations, les transfor‑
mations diverses de la pie-mère, et leur influence sur
les altérations des parties voisines, telles que les ramol‑
lissements, les apoplexies.

Si, comme je l'ai dit, ces lésions, dans la plupart des
cas, ne sont pas révélées pendant la vie par des sym‑
ptômes, il n'en est pas toujours ainsi, et on peut quel‑
quefois observer des signes qui annoncent leur dévelop‑
pement. Voici ce que j'ai observé dans deux cas : une
analyse rapide de ces faits fera mieux connaître ces
symptômes que toute autre description; ils ont été re‑
cueillis sur deux enfants parvenus déjà à un degré
avancé de la phthisie pulmonaire.

Ire OBSERVATION.

Une enfant, âgée de huit ans, d'un caractère naturellement
gai, fut placée dans une pension au mois de février 1837; là,
spontanément, ou à la suite des mauvais traitements qu'elle y
subit, les symptômes de la phthisie pulmonaire se développèrent
peu à peu. Quelque temps après, son caractère commença à
changer : elle devint triste, morose, refusant de jouer avec ses
compagnes; elle était presque toujours assise tranquillement,
indifférente à tout, la figure ridée, amaigrie, offrant plutôt
l'aspect d'une profonde tristesse que de la mauvaise humeur; ses
réponses étaient brèves, saccadées et brusques. C'est dans cet
état qu'elle fut amenée à l'Hôpital des Enfants. Je constatai tous
ces symptômes, ainsi que les signes de la phthisie pulmonaire; il

n'y avait point de céphalalgie; la sensibilité était conservée : elle présentait seulement une grande faiblesse, qui semblait en rapport avec l'état avancé des tubercules pulmonaires dont elle était atteinte. Enfin, cinq mois après l'invasion des symptômes de cette maladie, et trois mois après l'époque à laquelle on avait commencé à remarquer les changements qu'elle présentait dans son état moral, cette enfant succomba (juillet 1837) après une forte agonie, caractérisée par une vive agitation, des cris, et l'asphyxie, qui termina la scène.

L'autopsie révéla les altérations suivantes : tubercules très-nombreux dans les ganglions bronchiques, dans le tissu des deux poumons et dans le crâne ; granulations très-nombreuses dans la pie-mère, indurations de cette membrane à la base du cerveau, dans les scissures de Sylvius et à la convexité de l'hémisphère droit; ramollissement blanc de la substance cérébrale dans la partie en contact avec les altérations de la pie-mère.

2e OBSERVATION.

Une enfant scrofuleuse et phthisique était depuis trois mois (janvier 1837) à l'hôpital, et présentait des tubercules pulmonaires dont la marche était lente. Son caractère, à cette époque, était à peu près semblable à celui des autres enfants placés dans la salle. Peu à peu il changea, mais d'une manière différente de ce qui avait été observé dans le cas précédent : elle devint méchante, acariâtre, se plaignant sans cesse, criant pour la moindre cause, et battant ses compagnes; sa figure exprimait continuellement la mauvaise humeur et la colère. En même temps la phthisie marchait, et six mois après (août 1837), elle mourut après une agonie terrible, qui dura quatre jours ; la connaissance ne fut perdue que les deux derniers. Elle était dans une agitation extrême, et poussait des cris continuels. Vers la fin, la respiration s'embarrassa, et elle expira au milieu de souffrances qui semblèrent extrêmement vives.

L'autopsie démontra l'existence de nombreux tubercules dans les ganglions du thorax et de l'abdomen, ainsi que dans le tissu des deux poumons. Il existait dans le crâne des lésions chroniques de la pie-mère, des indurations à la base, dans les deux scissures de Sylvius et à la convexité de l'hémisphère droit. On trouva en même temps des granulations nombreuses dans cette membrane (1).

Je pense que l'on doit considérer comme dus à l'influence des altérations méningées les changements sur-

____

(1) Les signes et les symptômes de la phthisie pulmonaire ont été omis à dessein dans ces deux résumés.

venus dans les facultés intellectuelles de ces deux enfants. Pour terminer tout ce qui se rapporte à ces altérations chroniques développées dans la pie-mère, je dirai qu'on voit quelquefois des enfants présenter des symptômes nerveux très-divers, qui cèdent, soit spontanément, soit aux moyens employés pour les combattre, et ces mêmes enfants succombent, en général, au bout d'un certain temps, aux symptômes de la phthisie ou à ceux de la méningite; il serait curieux de rechercher si, à l'autopsie de ces jeunes sujets, on ne trouverait pas entre autres altérations, des lésions chroniques de la pie-mère, car alors on pourrait leur attribuer la production des phénomènes qui se sont développés à une époque antécédente.

CHAPITRE VI.

THÉRAPEUTIQUE.

Nous arrivons maintenant à une partie intéressante, qui devrait être la plus importante de notre sujet; car, en définitive, le but de toutes les recherches d'anatomie pathologique et de symptomatologie doit être de parvenir à la découverte des moyens les plus propres à guérir les maladies.

Lors donc qu'il s'agit d'affections que l'on regarde avec raison comme étant de la plus grande difficulté à faire disparaître, mais que l'on peut espérer jusqu'à un certain point prévenir, alors l'intérêt redouble, et on doit approfondir avec soin tout ce qui est relatif aux causes prédisposantes de ces maladies, examiner les moindres signes qui peuvent faire prévoir leur développement futur, afin de les combattre à une époque où l'on peut espérer avoir quelques chances de succès pour s'opposer à leur développement.

Je diviserai ce chapitre en deux parties : dans la première, j'exposerai les divers modes de traitement employés jusqu'ici et leur influence sur la terminaison de la méningite; dans la seconde, j'essayerai de poser les bases de la thérapeutique de cette maladie.

Ire PARTIE.

La méningite des enfants, en y comprenant l'hydrocéphale aiguë, qui, maintenant, ne peut plus en être séparée, a toujours été considérée comme une phlegmasie et rangée dans cette classe. Mais le mot inflammation est tellement complexe, qu'on y fait rentrer maintenant un grand nombre de maladies qui diffèrent les unes des autres par la nature de leurs lésions. Il n'est donc pas étonnant que la méningite y ait été placée, soit avec les idées qu'on se faisait autrefois de cette maladie, soit que l'on admette, comme je l'ai fait, que les granulations de la pie-mère doivent plutôt être regardées comme une cause de la phlegmasie que comme une lésion pathognomonique. La nature de cette maladie étant ainsi admise, on devait être tout naturellement conduit à la combattre par les moyens employés habituellement contre toutes les phlegmasies, et spécialement celles du cerveau et des méninges chez les adultes. Cependant les faibles succès obtenus dans ces derniers cas ne se reproduisirent même pas chez les enfants, et ce résultat devait déjà faire penser que la méningite des adultes et celle des enfants n'étaient pas des maladies analogues. Mais la difficulté de les expliquer autrement, la diversité des phénomènes, des lésions, qui se rencontrent à chaque instant, lorsqu'on vient à observer cette dernière maladie, ont empêché les praticiens d'émettre de nouvelles idées sur leur nature; ou si ces idées ont été émises, elles sont retombées dans l'oubli. On est donc resté dans la même voie, et une maladie si redoutable, si fréquemment mortelle, a toujours été combattue par les mêmes moyens; moyens énergiques, il est vrai, mais qui ont le malheur d'échouer dans l'immense majorité des cas, et quelquefois même de hâter la mort des malades.

Ces moyens sont les antiphlogistiques et les révulsifs. Examinons quels ont été leurs effets.

Si, indépendamment de ce que nous avons observé, on consulte les observations consignées dans les auteurs recommandables et consciencieux que j'ai cités au commencement de ce travail, et si on examine, on compare les résultats auxquels ils sont arrivés, on sera conduit à la conclusion suivante. Quels que soient les moyens thérapeutiques qu'on emploie contre la méningite des enfants, de quelque manière qu'on les combine, avec quelque énergie qu'on les administre, ces moyens, dans la grande majorité des cas, n'exercent aucune influence sur la marche de la maladie. Quelquefois ils affaiblissent les enfants et hâtent probablement leur mort; dans quelques cas, ils arrêtent, ils diminuent l'intensité des symptômes; mais cette amélioration est en général faible, peu sensible, et les malades retombent bientôt dans le même état, au milieu duquel ils succombent.

Telle est la conclusion à laquelle nous conduit l'analyse des travaux dont je parlais; voici maintenant ce qui résulte de mes observations.

Pendant les six mois d'été de l'année 1837, j'ai observé à l'Hôpital des Enfants, dans les salles destinées aux filles, dix-sept cas de méningite aiguë, et le traitement par les antiphlogistiques et les révulsifs a été énergiquement employé sur chacune des enfants affectées de cette maladie, sauf toutefois chez deux phthisiques, arrivées à un état de dépérissement tellement avancé lorsque les accidents cérébraux se sont développés, qu'il eût été inutile et cruel de les tourmenter davantage. Quant aux autres, à quelque période de la maladie qu'elles fussent arrivées, le même traitement a été employé.

1°. *Émissions sanguines.*

Jamais générales, elles consistaient toujours en applications de sangsues; c'est par là, en général, que tout traitement était commencé. On les faisait appliquer derrière les oreilles, aux apophyses mastoïdes, au-devant des jugulaires, quelquefois à l'anus. Leur nombre, le temps pendant lequel on laissait couler leurs piqûres, variaient beaucoup et étaient en rapport avec l'âge, la force des malades et l'intensité des symptômes. C'est également en se guidant sur ces conditions qu'on répétait plus ou moins souvent leur application. En général, M. Jadelot les prescrivait au début de la maladie et à l'apparition du délire et des convulsions; il les faisait ensuite appliquer de nouveau, en prenant pour indications la force du pouls et l'intensité de ces mêmes symptômes. Plusieurs fois cependant, je les ai vu ordonner alors même que les petits malades étaient plongés dans un coma profond, pour essayer de les en faire sortir. Sous l'influence d'une telle médication, je n'ai constaté aucune amélioration sensible dans les symptômes, quelquefois seulement elle a pu diminuer la force et la fréquence du pouls dans les cas où il en était ainsi.

2° Révulsifs.

1° Sinapismes. — Dans tous les cas, sans aucune exception, et dès le commencement de la maladie jusqu'à la fin, ils ont été appliqués plusieurs fois par jour, et répétés chaque fois qu'il se manifestait des accès de convulsions.

2° Vésicatoires. — Ils ont été également employés dans tous les cas et excités jusqu'à la fin; mais on ne les appliquait en général qu'à la suite des émissions sanguines. On les faisait placer à la nuque, ou bien à la partie interne des cuisses.

3° Frictions avec la pommade stibiée. — Elles ont été faites dans quelques cas seulement, et spécialement aux apophyses mastoïdes et à la partie interne des cuisses.

4° Purgatifs. J'ai déjà exposé leurs effets sur la constipation; j'en dirai donc peu de chose.

1° Ils n'ont pas été administrés aux enfants qui présentaient une diarrhée antérieure au développement de la méningite; 2° ils ont été en général prescrits dès l'entrée des malades, en même temps que les émissions sanguines, les vésicatoires, et continués jusqu'à ce que les jeunes sujets fussent arrivés à la dernière période. On les cessait alors, car il était évident que leur action avait été nulle et qu'on ne devait en attendre aucun succès. On employait de préférence le calomel préparé à la vapeur (anglais), à la dose de quatre, six ou huit grains par jour; rarement l'huile de ricin a été mise en usage.

Quelquefois c'était une ou deux gouttes d'huile de croton-tiglium, spécialement lorsque le calomel n'avait exercé aucune action. M. Jadelot prescrivait presque toujours en même temps des lavements purgatifs avec une once de miel de mercuriale, ou bien il les faisait composer de un gros de sulfate de soude et un gros de follicules de sené en décoction. Leur administration n'a pas toujours été facile; quelquefois les enfants rejetaient une partie des médicaments qu'on leur administrait par la bouche; dans d'autres cas, c'étaient les lavements purgatifs qu'ils rendaient presque immédiatement et involontairement. Ces médicaments ainsi employés, et à des doses qui variaient selon l'âge des petits malades, n'ont pas toujours produit les mêmes effets : dans certains cas, ils n'ont pu vaincre la constipation; dans d'autres, ils l'ont momentanément vaincue, et procuré, chaque fois qu'on les administrait, une ou deux selles peu abondantes. Enfin, quelquefois ils ont fini par la faire céder, et elle a été alors remplacée par une diarrhée involontaire, en général peu intense, qui persistait jusqu'à la fin. Leur emploi n'a paru amener aucune amélioration dans la marche et l'intensité des symptômes.

5° *Glace sur la tête.*—Elle a été plusieurs fois employée pendant le délire et les convulsions, mais elle n'a pas empêché le coma d'arriver; on cessait alors son application à cette époque. J'ai vu une fois M. Jadelot, toujours si ingénieux quand il s'agit de combiner de diverses manières les agents thérapeutiques, employer un moyen fort énergique. Une enfant, âgée de sept ans, était atteinte de méningite aiguë et présentait un délire intense accompagné de cris et de convulsions; il la fit placer dans un bain chaud deux fois dans la journée, pendant deux à trois heures chacune, et appliquer en même temps sur la tête des vessies remplies de glace pilée, qui furent laissées sans interruption. Cette médication n'empêcha pas l'enfant de succomber vingt-quatre heures après le premier bain. Le délire avait perdu de son intensité, elle était plus tranquille, et les convulsions moins fortes se reproduisaient à des intervalles plus éloignés. Malgré son peu de succès dans ce cas, l'emploi de cette méthode doit être répété, car si les révulsifs peuvent avoir quelque influence dans le traitement de cette maladie, c'est sans contredit par l'emploi de moyens aussi énergiques.

Bains tièdes. — *Sirop d'éther.* — On emploie souvent ces médicaments en même temps que les sinapismes pour combattre les accès de convulsions. Mais le plus souvent ils restent sans effet.

Une foule d'autres moyens ont été successivement préconisés contre la méningite aiguë. Sans parler ici de quelques remèdes spécifiques vantés par les anciens, je citerai quelques-uns de ceux employés par les praticiens modernes, toujours dans l'idée de combattre la nature phlegmasique de cette maladie : tels sont *les saignées générales*, *les affusions d'eau froide sur la tête*, *un large vésicatoire* appliqué sur cette même partie dépouillée de ses cheveux, enfin, *les frictions mercurielles* plus ou moins répétées sur le cuir chevelu. Les journaux de médecine contiennent un assez grand nombre d'observations dans lesquelles il est fait mention de ces divers moyens thérapeutiques, et les uns comme les autres n'ont pas amené plus de guérisons. On y trouve cependant quelques exemples de terminaisons heureuses amenées par l'emploi des vésicatoires ou des frictions mercurielles sur la tête préalablement rasée ; mais on doit conserver beaucoup de doute à cet égard, lorsqu'on voit les nombreux détails qui manquent dans la description de méningites aiguës guéries sous l'influence de ces agents thérapeutiques, et lorsqu'on saura que de telles médications, essayées plusieurs fois depuis quelques années par les divers médecins de l'Hôpital des Enfants, n'ont pas obtenu plus de succès que les autres. Il faut donc attendre de nouveaux faits pour se prononcer sur leur valeur.

Quoi qu'il en soit, et pour en revenir aux observations que j'ai pu recueillir dans cet établissement, voici quel a été le résultat des diverses espèces de médications employées chez dix-sept jeunes filles affectées de méningite aiguë.

Leur effet a été presque nul dans tous les cas. Quelquefois seulement ils diminuaient un peu l'intensité des phénomènes nerveux, changeaient l'état du pouls; mais ils n'arrêtèrent jamais la marche de la maladie. Deux fois seulement j'ai vu les symptômes s'amender, et voici dans quelles circonstances : 1º Chez une jeune fille parvenue à un degré avancé de la phthisie pulmonaire, et sur laquelle on n'avait employé aucun moyen thérapeutique. Trois jours avant sa mort, le coma cessa; mais vingt-quatre heures après elle y retomba pour succomber; 2º dans le second cas, la malade était plongée depuis plusieurs jours dans un état comateux profond : cet état disparut en partie pendant cinq à six heures le matin du jour où elle mourut, et elle recouvra sa connaissance; mais elle y retomba ensuite et succomba dans la soirée. Depuis deux jours on avait cessé tout traitement chez cette jeune fille.

J'ai sous les yeux les observations que mon ami M. le docteur Behier, que j'ai déjà eu l'occasion de citer plusieurs fois, a eu l'obligeance de me communiquer; elles sont au nombre de huit, et je vois dans toutes que M. Guersent a employé pour les combattre un traitement aussi énergique que celui de M. Jadelot, et fondé sur les mêmes bases. Il n'a pas mieux réussi. C'étaient des applications de sangsues aux apophyses mastoïdes, des sinapismes, des vésicatoires à la partie interne des cuisses, à la nuque; des purgatifs énergiques, des frictions avec la pommade stibiée sur la tête préalablement rasée. Il n'a employé ni la glace, ni les affusions froides. Malgré cette médication, et à quelque période de la maladie qu'elle ait été commencée, elle n'a été suivie de guérison dans aucun cas. Deux fois seulement elle sembla arrêter la marche de la maladie; les symptômes s'amendèrent légèrement; mais peu après les enfants retombèrent dans le même état, et présentèrent des symptômes nerveux auxquels ils succombèrent.

Malgré le nombre de faits assez considérable sur lequel je raisonne, je suis loin de vouloir poser en principe l'inutilité de tous ces moyens, et je suis persuadé qu'on doit en partie attribuer des insuccès aussi nombreux aux circonstances au milieu desquelles ou agit à l'Hôpital des Enfants; il faut, en effet, lutter contre la maladie souvent arrivée à une période déjà avancée, et développée chez des sujets faibles, débiles, épuisés. Aussi je pense que les succès obtenus dans la pratique civile par plusieurs médecins, succès dont je crois la possibilité et la véracité, sont en partie dus à ce qu'on peut combattre la maladie dès le commencement et à ce que les enfants sont placés dans des conditions beaucoup plus favorables.

J'ai été appelé deux fois en ville pour des enfants atteints de méningite aiguë. Dès le début les moyens les plus énergiques ont été employés, mais ils ont échoué; il est vrai que la constitution était faible, débile, lymphatique, et que l'un d'eux était né d'un père phthisique,

2ᵉ PARTIE.

*Que devrait-on et que pourrait-on faire pour com-
battre avec succès la méningite aiguë des enfants ?*

Résoudre une telle question serait une belle découverte, et je suis loin de l'avoir faite. Si j'ai trouvé la
tâche assez facile pour montrer l'inutilité de la plupart
des moyens employés jusqu'ici, il n'en est plus de même
maintenant. Pour substituer un autre mode de traitement à celui que j'ai exposé, il faudrait beaucoup mieux
connaître la nature de cette maladie, savoir si elle est
une phlegmasie franche ou une inflammation spécifique.
Une partie de la question est malheureusement résolue,
c'est que, s'il est à cet âge quelques méningites franchement inflammatoires, le plus grand nombre, au
contraire, n'est dû qu'à l'influence des tubercules, et
est lié à leur existence, à leur développement.

Dans l'état actuel de la science, un praticien, consulté
dès le commencement de la maladie, devra employer les
moyens suivants :

1º *Les émissions sanguines.* — Elles doivent être
prescrites avec beaucoup de prudence et de précaution,
car il faut éviter de débiliter l'organisme. C'est surtout
au début, lorsque la céphalalgie commence à se manifester, que l'on peut en espérer quelque avantage ; elles se-
ront répétées, en se guidant sur l'âge, la force de l'enfant,
l'état du pouls. Le délire, les convulsions, lorsque ces
symptômes commencent à se montrer, et en observant
les conditions que je viens de signaler, nécessiteront
quelquefois l'application de nouvelles sangsues derrière
les oreilles. On peut, dans ces cas divers, en espérer
quelques succès, tandis qu'il n'en est plus de même une
fois que les enfants sont plongés dans le coma.

Les saignées générales sont le plus souvent inutiles.
On doit éviter de les employer.

2º *Les sinapismes, les frictions excitantes sur les
extrémités, les vésicatoires.* — Ces moyens peuvent

être employés pendant toute la durée de la maladie, mais leur influence y sera probablement nulle.

3º *Les purgatifs.* — Malgré le peu de succès qu'ils ont eu jusqu'à présent, on doit cependant les employer; ils ne peuvent être nuisibles, et leur puissance révulsive semble ne pouvoir exercer qu'une action favorable sur le développement des symptômes.

L'expérience ayant démontré le peu de chances de succès que l'on a en employant ces médications diverses, il serait de la plus haute utilité d'expérimenter de nouveau sur les moyens thérapeutiques suivants. Peut-être, en variant et en combinant leur emploi, en les appliquant avec sagesse, serait-on conduit à des résultats satisfaisants.

1° *Les irrigations continues d'eau froide sur la tête à l'aide d'un siphon.* — Les essais auxquels on s'est livré depuis quelques années sur l'emploi de ce moyen doivent le faire préférer aux simples applications de glace et aux affusions d'eau froide. Les succès obtenus par M. Récamier et par M. Breschet dans quelques affections présentant un ensemble de symptômes nerveux assez analogues à ceux de la méningite des enfants peuvent faire espérer qu'on en retirera quelques avantages dans le traitement de cette dernière maladie.

2° *Les frictions mercurielles sur la tête préalablement rasée.*

3° *Un large vésicatoire sur cette même partie.* — Il faut être très-prudent à cet égard; car il semblerait, d'après quelques observations, que l'emploi de ce moyen pourrait augmenter l'intensité des symptômes cérébraux, ou, employé dans d'autres circonstances, les faire naître s'ils n'existaient pas.

4° *Les sels de quinine.* — M. Jadelot pense que dans les maladies des enfants, caractérisées par des troubles du système nerveux continus on intermittents, ces médicaments réussissent souvent parfaitement. J'ai vu en effet guérir sous leur influence des contractures des extrémités développées chez des enfants très-jeunes. Dans deux cas de cette espèce où le sulfate de quinine a réussi, la maladie datait déjà de quelques mois. Malgré cela, la prévision de leur réussite est tout-à-fait hypothétique.

Il est un autre point de vue sous lequel nous devons maintenant considérer la thérapeutique de la méningite, c'est celui de sa prophylaxie. Il se rattache à des questions que j'ai longuement développées dans le deuxième chapitre, et on conçoit maintenant que ce n'est pas sans intention que j'ai conseillé d'étudier avec le plus grand soin les causes éloignées de la méningite et les symptômes obscurs qui, se manifestant quelquefois à une époque antécédente, peuvent faire prévoir son développement futur. Lors donc que le médecin verra réunis ces conditions hygiéniques, ces constitutions, ces tempéraments, ces légers symptômes précurseurs et éloignés, il devra les combattre par des moyens convenables, et certes ils ne manquent pas. Quand même ces symptômes précurseurs faibles et éloignés n'existeraient pas, il faut toujours, si cela est possible, et lorsqu'on est consulté, combattre avec énergie ces influences hygiéniques, ces constitutions faibles et délicates des enfants, car il est incontestable que c'est chez les sujets placés dans ces conditions que se développent de préférence toutes les maladies, et que, sous ces influences surtout, la phthisie pulmonaire le plus souvent, et la méningite aiguë ou chronique dans un certain nombre de cas, peuvent se développer.

L'hygiène fournira les moyens de combattre et d'améliorer ces conditions diverses, le genre de vie, les habitations, les professions, l'alimentation, et la matière médicale fournira les médicaments divers qui agissent en tonifiant l'organisme.

CONCLUSIONS GÉNÉRALES.

Des faits qui ont été exposés dans ce Mémoire, on peut conclure les propositions suivantes :

1° Les granulations de la pie-mère sont analogues

aux produits morbides qui portent ce nom, et qui se développent spécialement dans le tissu sous-séreux des plèvres et du péritoine.

2° Cette production est évidemment de nature tuberculeuse. Elle se développe exclusivement chez des enfants affectés de tubercules dans d'autres points de l'économie, tantôt en ne donnant lieu à aucun symptôme, tantôt en se révélant par l'ensemble de phénomènes qui caractérisent la méningite aiguë.

3° Ces granulations, de même que celles qui se produisent dans le tissu sous-séreux des plèvres et du péritoine, peuvent rester isolées; dans d'autres cas, elles déterminent autour d'elles des adhérences, des épaississements, des indurations et d'autres altérations qui constituent les caractères anatomiques de la méningite chronique. Cette dernière maladie peut être comparée, sous ce rapport, aux pleurésies et aux péritonites chroniques qui se développent dans des circonstances analogues.

4° La méningite chronique n'est souvent annoncée par aucun symptôme : dans quelques cas elle donne lieu à des troubles fonctionnels en rapport avec la nature de l'organe autour duquel elle s'est développée; ils sont, en général, peu intenses, et portent spécialement sur l'intelligence.

5° Les granulations ou les altérations chroniques de la pie-mère peuvent déterminer autour d'elles des lésions phlegmasiques aiguës; ces lésions se traduisent alors par des symptômes caractéristiques et constituent la méningite tuberculeuse des auteurs.

6° Lorsqu'on voit se développer le groupe de symptômes auxquels on a donné le nom de méningite aiguë des enfants, on trouve à l'autopsie des caractères anatomiques souvent fort différents les uns des autres. Les trois cas suivants peuvent se présenter :

1° Absence complète de lésions chez quelques-uns;

2° Un certain nombre de granulations seulement existent dans la pie-mère;

3° On y observe des lésions qui indiquent la phlegmasie aiguë de cette membrane. Dans ce dernier cas, ou ces lésions existent seules, elles constituent alors la méningite aiguë simple, franchement-inflammatoire, rare chez les enfants ; ou bien elles coïncident avec des produits tuberculeux développés dans l'encéphale : c'est la méningite tuberculeuse aiguë, la plus commune, à cet âge, et dont je parlais plus haut.

7° La méningite des enfants se développe spécialement dans les deux circonstances suivantes :

1° Chez des jeunes sujets tuberculeux ;

2° Sous l'influence des causes nombreuses externes ou internes qui peuvent développer la phthisie. La tuberculisation se porte alors, à une certaine époque, dans un cas comme dans l'autre, du côté du cerveau et de ses membranes.

8° Les causes directes et occasionnelles de cette maladie nous sont, la plupart du temps, tout-à-fait inconnues.

9° Il existe, dans quelques cas, des symptômes précurseurs plus ou moins éloignés, le plus souvent faibles, obscurs et mal caractérisés, qui peuvent faire prévoir le développement futur de la méningite.

C'est une céphalalgie continue ou intermittente ;

une légère somnolence ;

des changements dans le caractère, le moral et l'intelligence des enfants ;

le strabisme, accompagnant les phénomènes précédents.

10° Les symptômes de la méningite aiguë peuvent être partagés en deux périodes :

1° Période des phénomènes de début ;

2° Période des phénomènes nerveux. Ces derniers se succédant dans un ordre quelquefois régulier, le plus souvent variable.

11° Les formes diverses de la méningite résultent de la combinaison et de la succession différente de ces symptômes.

12° Le diagnostic de la méningite est quelquefois difficile; on peut surtout confondre le coma qui la termine avec l'état analogue qui indique la fin de quelques maladies caractérisées par des phénomènes nerveux; telles sont l'épilepsie, la contracture des extrémités.

13° La terminaison de la méningite est presque nécessairement la mort.

14° La thérapeutique de cette maladie, quelque énergiques que soient les moyens employés contre elle, reste le plus souvent sans effet; de nouveaux essais, tentés dans cette voie, et surtout dans celle de la prophylaxie de la méningite, conduiront peut-être un jour à des résultats utiles.

Mon intention, en commençant ce travail, était de donner à la fin quelques observations; mais la nécessité d'en publier un certain nombre, afin de présenter un tableau complet de la maladie, la longueur de ces mêmes observations, longueur que le genre de travail auquel je me livrais rendait nécessaire, m'ont fait renoncer à ce projet.

Cependant, convaincu que les faits recueillis avec une attention minutieuse sont toujours utiles à la science, sous quelque point de vue qu'on veuille les considérer, je me suis décidé non pas à supprimer, mais seulement à ajourner cette publication.

Les observations sur lesquelles sont basées les descriptions que j'ai données des lésions anatomiques et des symptômes ont été recueillies par moi seul. Elles sont au nombre de trente.

Quant aux questions plus générales, telles que l'influence des causes qui président au développement de la méningite, les détails statistiques, la durée de la maladie et tout ce qui est relatif à la thérapeutique, j'ai dû me servir des observations que mon ami le docteur Behier a bien voulu mettre à ma disposition (elles sont au nombre de 10), et des notes qui m'ont été communiquées par MM. Barthez et Rilliet. Ces dernières portent sur une quinzaine de faits.

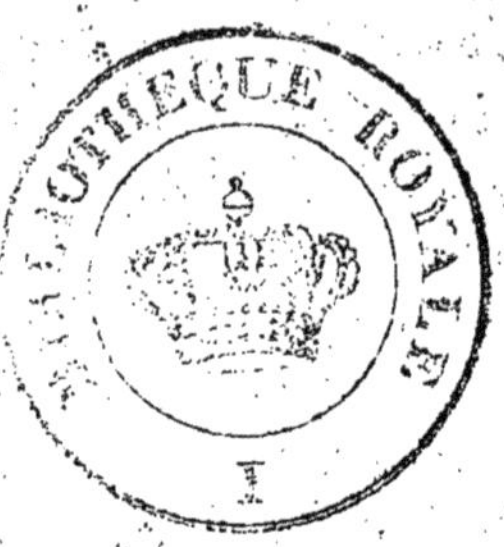

FIN.

9 782329 109503